磁性アタッチメントの Dos! & Don'ts!
― 最大効果を引き出す理論とテクニック ―

前田芳信／権田知也／松田信介　著

クインテッセンス出版株式会社　2010

Tokyo, Berlin, Chicago, London, Paris, Barcelona, Istanbul, Milano, São Paulo, Moscow, Prague, Warsaw, New Delhi, Beijing, and Bukarest

クインテッセンス出版の書籍・雑誌は，歯学書専用通販サイト『歯学書.COM』にてご購入いただけます．

PCからのアクセスは…
歯学書 検索

携帯電話からのアクセスは…
QRコードからモバイルサイトへ

はじめに

磁性アタッチメントの評価は？

　わが国において磁性アタッチメントが普及しはじめたのは1990年代の当初であり，現在までに数百万個の磁性アタッチメントが臨床応用されている．しかしながら，その評価は二分されているように思われる．言い換えると磁性アタッチメントに「利用効果を認める」場合と，「思ったように効果がでない」とする場合である．

磁性アタッチメントを活かすには

　かつて横浜で開催された磁性アタッチメントに関するシンポジウムにおいて，アタッチメントに関するテキストで著明なPreiskelは，次のような英語の諺を用いて警鐘を鳴らした．それは"Do not shoot the piano. Shoot the pianist."，すなわち「もしも音楽が気に入らないのであれば，演奏に使われているピアノではなく，演奏者であるピアニストを責めろ」ということである．実は，あるアーティストのアルバムに"Don't Shoot Me I'm Only The Piano Player(邦題：ピアニストを撃つな！)"というのがあったのだが，この言葉をもじったものであったことをPreiskelとの話でようやく知ったという，恥ずかしい思い出にもつながっている．

　それはさておき，ここでは「磁性アタッチメントが思うような効果を発揮しなかったとしたら，それは術者の問題であり，磁性アタッチメントの問題ではないことが多い」ということが言いたいのである．

　磁性アタッチメントそのものは，数々の利点を有した維持装置であるが，しかしながら限界もあれば，その特性をよく理解して使用しないと，本来もっている能力を十分に活かすこともできない．

本書の特長—磁性アタッチメントの"Dos！"と"Don'ts！"がひとめでわかる

　我々は，これまで，国内・国外で磁性アタッチメントを効果的に利用する基本と臨床について数多くのセミナーを担当させていただく機会を得た．本書では，その際に参加者からいただいた質問やコメントを含めて，「どのようにすれば効果的に磁性アタッチメントが利用できるか」について「するべきこと("Dos！")」と「してはいけないこと("Don'ts！")」にわけて，そのポイント整理を試みた．

　本書が磁性アタッチメントの特性を活かすこと，そして，使用される患者さんのQOLを向上させることにつながることを心より願うものである．

　なお，本書をまとめるにあたっては，楊　宗傑先生をはじめ，大阪大学大学院歯学研究科顎口腔機能再建学講座歯科補綴学第二教室の教室員，ならびに愛知製鋼株式会社電磁品事業本部の方々に多大なるご協力をいただいた．ここにあらためて感謝の意を表したい．

2010年4月　著者一同

CONTENTS

本編に入る前に，まずこの目次をみて，各質問の答えを考えてみましょう．答えは本書の中にありますが，すべて正しく答えられたら，磁性アタッチメントをマスターされているといえるでしょう！

知ってる？ どうする？

1. 磁性アタッチメントを用いるかどうか，そのポイントは？ ……… 6
2. アタッチメントはどう選ぶ？ ……… 8
3. 異なるタイプの磁性アタッチメントを選択するポイントは？ ……… 12
4. 磁性アタッチメントを用いた義歯の設計のポイント：基本的な考え方は？ ……… 16
5. 磁性アタッチメントを用いた義歯の設計のポイント：安定のための要素をどう与える？ ……… 18
6. 磁性アタッチメントを用いた義歯の設計のポイント：剛性をどう与える？ ……… 20
7. 磁性アタッチメントの選択：支台の幅径より小さな径のキーパーがない場合は？ ……… 22
8. 磁性アタッチメントの選択：コーピングはメタルか，レジンか？ ……… 24
9. 磁性アタッチメントの選択：顎間距離が十分にない場合の対応は？ ……… 30
10. 磁性アタッチメントの選択：セルフアジャスティングタイプの利点は？ ……… 32
11. 磁性アタッチメントのインプラントへの応用：キーパースクリューのないインプラントシステムでは？ ……… 34
12. 磁性アタッチメントのインプラントへの応用：単独で使用するか，連結して使用するか？ ……… 38

⑬ キーパーの設定：すでに他の支台またはインプラントがある 40
　　　場合は？

⑭ キーパーの設定：複数のキーパーを設定する場合の注意点は？ 42

⑮ キーパーの設定：MRIの検査を受ける可能性がある症例には？ 44

⑯ 磁石構造体の義歯への固定法：どの時期に？　どのようにして？ 46

⑰ 磁石構造体の義歯への固定法：義歯床のリリーフは？ 56

⑱ 装着後のトラブルへの対処：維持力が低下したと思われたら？ 58

⑲ 装着後のトラブルへの対処：磁石構造体に腐食がみられたら？ 60

⑳ 装着後のトラブルへの対処：インプラントのキーパースクリュー 62
　　　がゆるんだら？

㉑ 装着後のトラブルへの対処：周囲組織に炎症がある場合には？ 66
　　　（メインテナンス時にチェックすべきこと）

㉒ 装着後のトラブルへの対処：リラインが必要になったら？ 68

● 文献にみる磁性アタッチメント 75

● 索引 82

本書の見方

　磁性アタッチメントに関する知識（"知ってる？"）や具体的な利用・対処法（"どうする？"）をたずねる22の質問に対して，その回答として「間違っていること」「やってはならないこと」「避けるべきこと」ならびに「どうしてそうなのか，その根拠となる考え方」を"Don'ts!"として示している．一方，「正しいこと」「やるべきこと」「勧められること」を"Dos!"として示している．

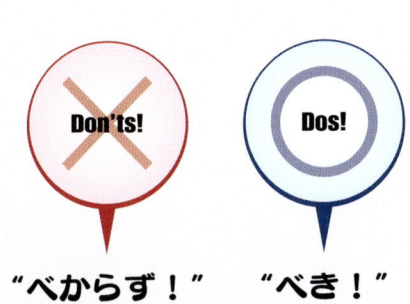

"べからず！"　"べき！"

知ってる？ どうする？ 1

磁性アタッチメントを用いるかどうか，そのポイントは？

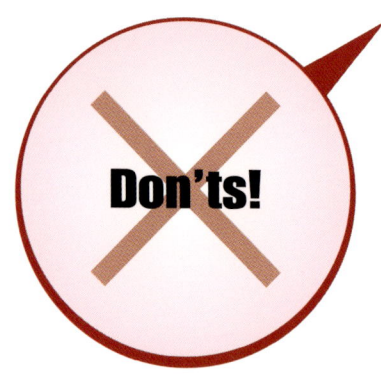

維持力が大きいことに期待する

　磁性アタッチメントは，パーシャルデンチャー，オーバーデンチャーの支台装置のなかでも，「維持」を提供する装置のひとつである（図1）．支台装置においては，クラスプの機能に代表されるように「維持（離脱に抵抗する力）」「支持（機能力を支持する効果）」「把持（側方への移動に抵抗する効果）」の要素をどの程度有しているかを，あらかじめ知ったうえで選択する必要がある．

　したがって，磁性アタッチメントにおいても，単に維持力が大きいからという理由だけで使用するのではない．

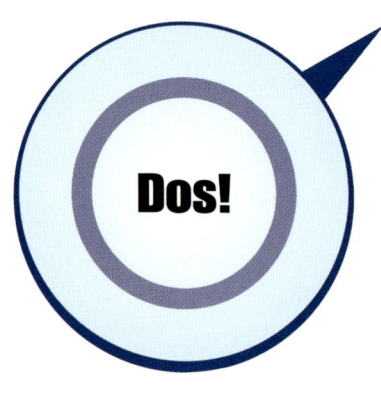

支台装置に期待する役割で考える

　その支台装置に「維持」「支持」「把持」のうちのどの役割を期待するかによって適切な義歯を選択することが必要になる．

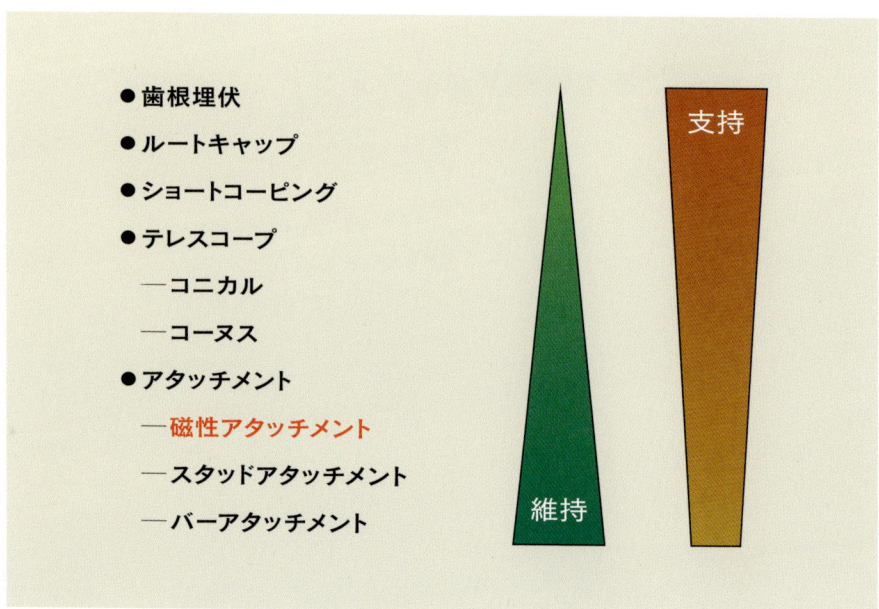

図1　少数歯残存症例に対する各支台装置の「維持」と「支持」の能力の関係．テレスコープでは「維持」と「支持」が期待できる．また「把持」については装置の高さが影響する．

解説　磁性アタッチメント使用時の3つのポイント

磁性アタッチメントにおいては，「磁石構造体（マグネット）」と「キーパー」が密接に接触している場合に最大の維持力を発揮することになる．また，最大の維持力は，キーパー面を義歯の着脱方向に対して垂直に設定されている場合に発揮される．したがって，

1．装着時に磁石構造体とキーパーの間隙をなくす（図2a, b）

2．キーパー面を義歯の着脱方向に対して垂直にする（図3）

3．装着後の磁石構造体とキーパーの関係をつねに保つ（図4）

が磁性アタッチメントを有効に利用するうえでのポイントになる．

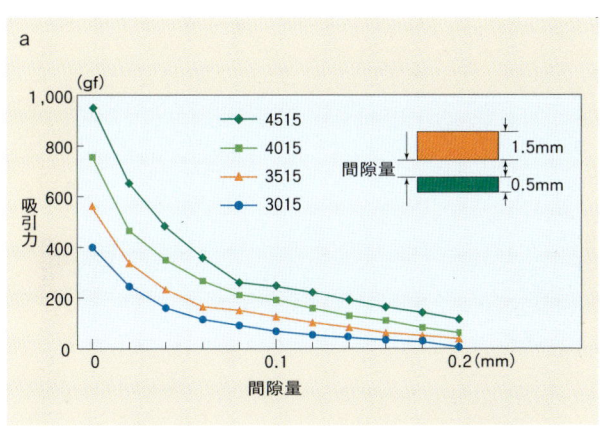
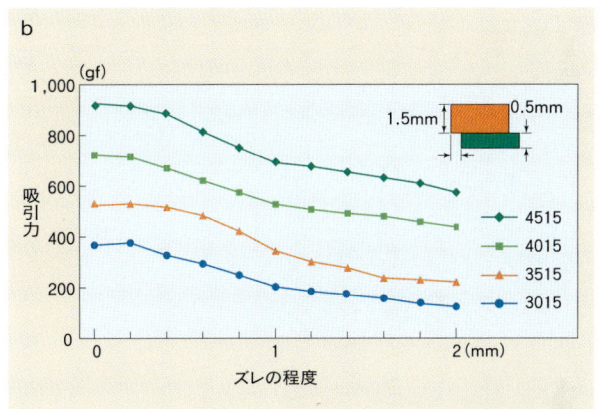

図2 a, b　磁石構造体とキーパーの間隙．磁石構造体とキーパーの間に垂直的な間隙がわずかでも生じると吸引力は大幅に低下するが，水平的なズレによる吸引力の低下は接触面積に対応するため，ゆるやかになる（藍, 平沼 2000[1]）．

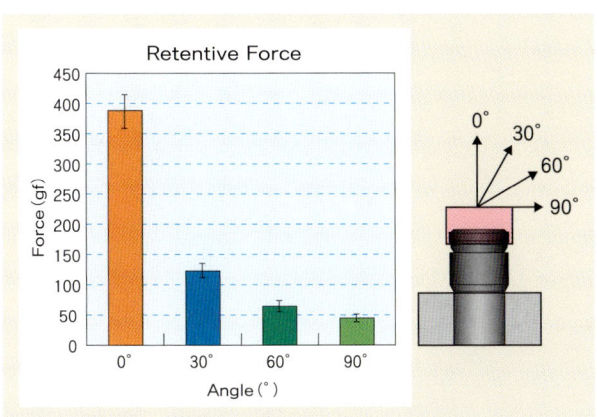
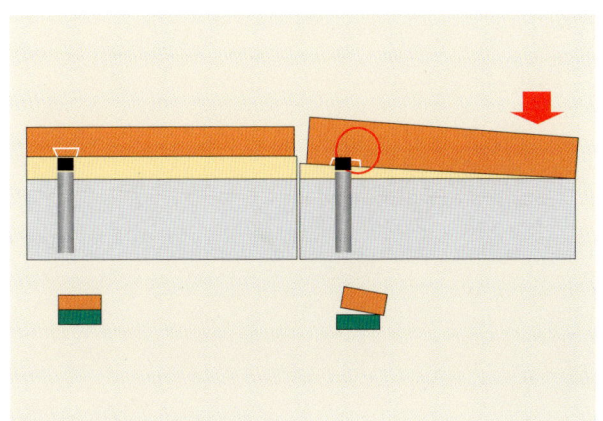

図3　維持力と着脱方向．キーパー面を義歯の着脱方向に対して垂直にするのは，着脱方向に角度がつくと維持力は急激に低下するため，垂直にすることが側方力を支台歯に与えないことに通じる（堀坂ら 2002[2]）．

図4　装着後の磁石構造体とキーパーの関係．装着後に義歯床が沈下すると，磁石構造体とキーパーとの位置関係が変化し，緊密な接触関係が保てなくなる．この場合，維持力の低下を感じることになる．

知ってる？ どうする？ 2

アタッチメントはどう選ぶ？

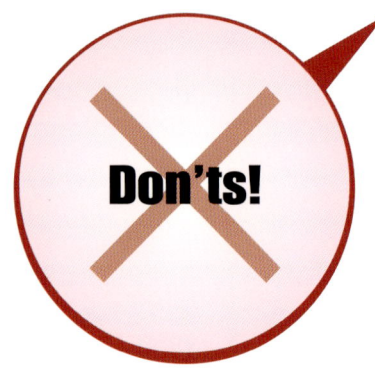

いつも同じものを選ぶと決めている

　アタッチメントの選択の際に，使い慣れた同じアタッチメントをつねに選択しようとする歯科医師が見受けられる．しかし，支台が歯列弓あるいは顎堤弓のどの位置にいくつ存在するかによっても，義歯床の動きは異なるなど，症例によって条件は大きく異なってくる．いずれのアタッチメントにも利点・欠点ならびに動きの許容性に制限があるので，つねに同じアタッチメントを選択することは無理があるといえる．とくに顎間距離が制限されている場合にギリギリの大きさのアタッチメントを使用することは，術後の頻繁なトラブルの原因となる．

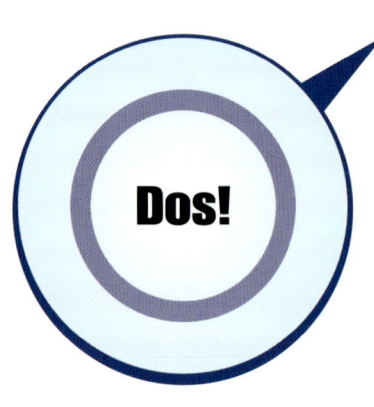

症例の条件に応じて選択する

　アタッチメントの選択は以下に示す項目に従って選択することが勧められる．
①大きさ
②許容できる動き（側方力の大きさ）
③支台の位置，数，傾き
④維持力発揮の特性
⑤メインテナンスの容易さ（パーツの交換，義歯のリラインなど）

解説　「大きさ」で選ぶとは？

　オーバーデンチャーにおいてだけでなく，一般にアタッチメントを選択するうえでもっとも大切なことは，アタッチメントの大きさが使用したい空間（スペース）に収まりきるかどうかである（図5）．しかも，さらに重要なことは，そのアタッチメントを固定する部分，あるいは，被覆する部分を含めて，そのスペースに収まることである．

　オーバーデンチャーの場合には，デンチャースペースの中に，アタッチメント，義歯床，人工歯が収まらなければならない（図6）．とくに被覆する義歯床の厚みが薄くなることが多く，このことが術後の義歯の破折を頻繁に生じる原因となる．レジン床義歯の場合，少なくとも1.5mmの厚みを確保する必要があるだろう．

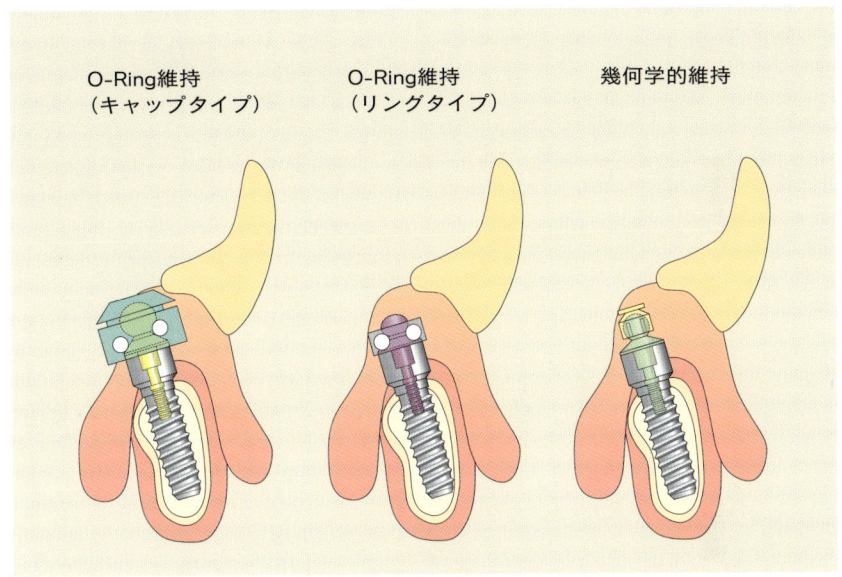

図5　各種アタッチメントの大きさ．それぞれに必要なスペースが異なる．

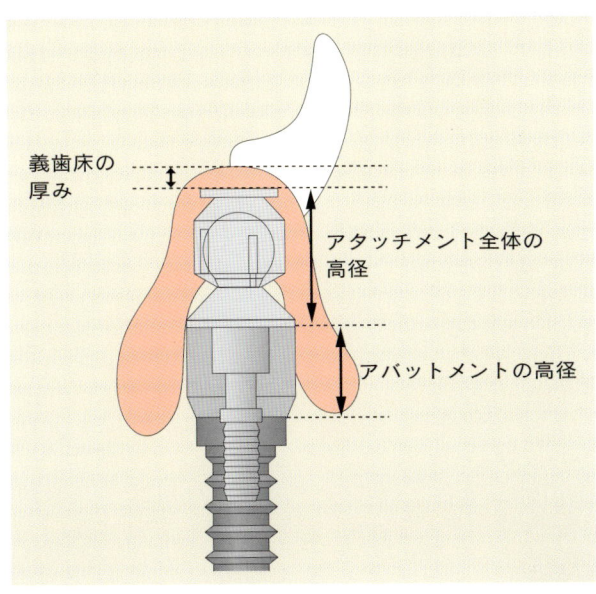

図6　ボールアタッチメントにおいて重要な寸法．

解説　磁性アタッチメントはどこまで薄くできるか

表1は，現在使用されている磁性アタッチメントの寸法を示している．磁性アタッチメントの臨床応用がさかんとなった1990年代当初の磁性アタッチメントは，高さも幅も5mm以上あったが，現在では1mm以下にまで薄くなってきている．この理由は，磁石の材質ならびに構造の改良が続けられてきたからである(図7，8)．その結果，現在では自由な形態や，厚さわずか0.4mmの超薄型磁石構造体の製作も可能になってきている(愛知製鋼「マグフィット」のカタログより)．

表1　磁性アタッチメントの寸法．

	選択肢	
維持力	400〜900gf	
寸法 { 直径	2.4〜4.6mm	
寸法 { 高さ	1.1〜1.8mm	
マグネット	Flat/Cushion/Dome	
キーパー	Cast/Resin coping	

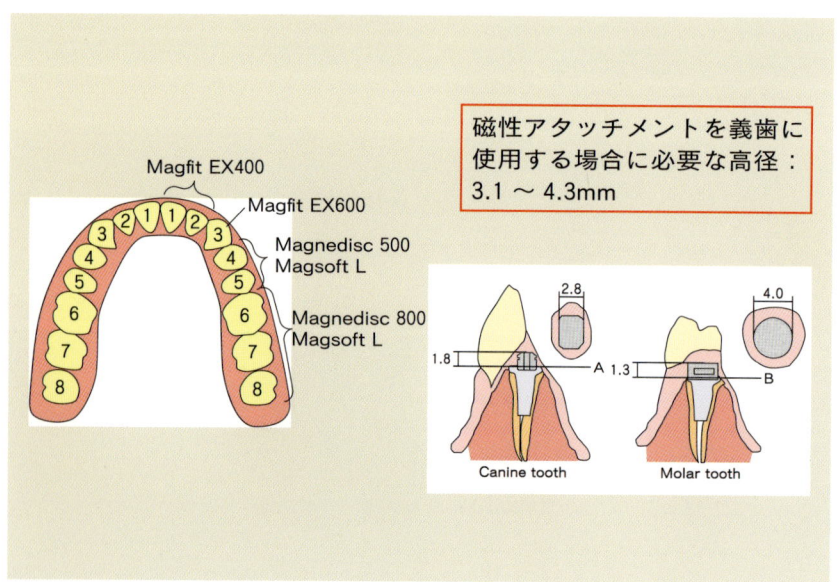

図7　磁性アタッチメントは適材適所で用いる．

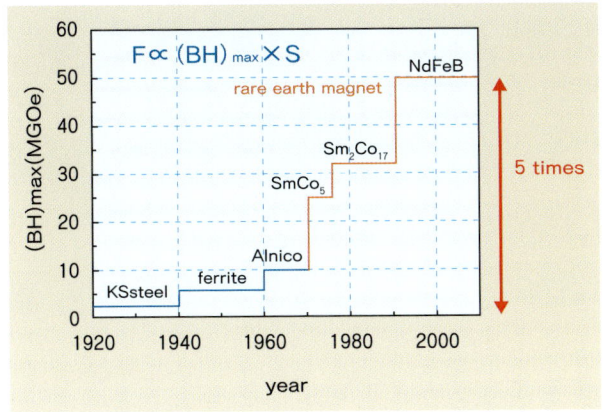
図8a　磁石の材質の改良（前田，Walmsly 2005[3]）．

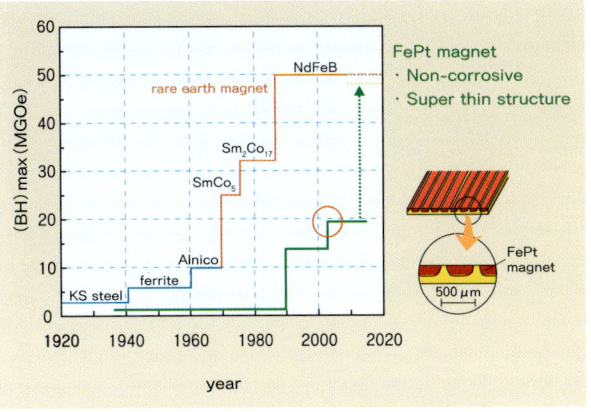
図8b　超薄型磁石構造体（前田，Walmsly 2005[3]）．

解説　磁性アタッチメントが側方力を軽減させる理由は？

　磁性アタッチメントが側方力を軽減できるとされているのは，磁石構造体とキーパーとの間に生じる吸引力（維持力）は両者の間に発生する磁束方向に引き離そうとした場合に最大に，磁束と垂直方向では最小になることが理由となる．しかしながら，その特徴を発揮させるには，キーパーの周囲にリリーフの空間が必要になる（57頁参照）．

知ってる？ どうする？ 3

異なるタイプの磁性アタッチメントを選択するポイントは？

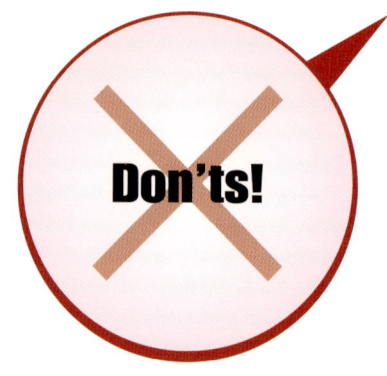

大きさと維持力で決める

　磁性アタッチメントには大きさと維持力の違いだけではなく，形状ならびに義歯床との連結状態に関していくつかの種類がある．側方力が作用しにくいとはいえ，磁性アタッチメントにおいても維持力が大きいことは，支台に対して影響を及ぼす．とくに天然歯では，維持力が大きいと義歯床が回転した場合に，歯根膜に許容性があるために，支台歯も回転してしまう可能性がある．

　義歯にどれだけの維持力が必要であるかは明確にされていないが，これまでの報告をまとめると，義歯では800gf～2kgfあれば患者の満足度は得られ，インプラントオーバーデンチャーでは約500～700gfの維持が必要であるとしているようである(Pigozzoら2009[4])．クラスプを維持装置としたパーシャルデンチャーでは，ガイドプレーンを設定することで，クラスプの維持力が小さくても咀嚼時に脱離することがない．同じことがアタッチメントを維持装置とした場合にもいえ，「維持」を維持装置のみに頼ってはいけないことがわかる．

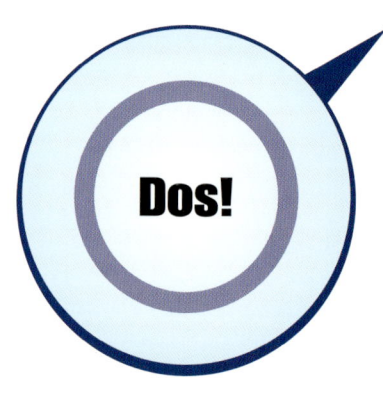

支台の位置と数も選択条件に含める

　磁性アタッチメントの形状には，キーパーの表面が平面であるフラットタイプと，曲面であるドームタイプがある．また，連結状態については，可動性のないタイプと可動性のあるタイプ(クッションタイプ，セルフアジャスティングタイプ)がある(図9)．これらのなかから症例の条件にもっとも適したタイプを選択する必要がある．

　形態の違いは，回転の必要性，いい換えれば，床の回転を考慮する必要があるか否かによって選択することになる(図10, 11)．したがって，フラットタイプは，回転を考慮しなくてもよい4点支持以上の症例が適応になる(図12d, e)．ドームタイプ，クッションタイプ，セルフアジャスティングタイプは，歯列弓内に2か所あるいは3か所の支台があって回転軸が生じる場合が適応に(図12b, c)，さらに，支台が1か所で沈下も許容しなければならない場合には，セルフアジャスティングタイプが原則的に適応になる(図12a)．

解説　アタッチメントの選択基準　"許容できる動きから選ぶ"

パーシャルデンチャー，オーバーデンチャーにおいては，沈下，回転，側方移動などの義歯床の動きがあることを忘れてはならない（図9～11）．しかし，その動きの存在や大きさは，歯列弓における支台の位置や義歯床の大きさ，あるいは解剖学的な形態により変化するものであり，個々の症例で判断しなければならない．とくに，図12に示すとおり，支台の数と位置は重要な因子である．

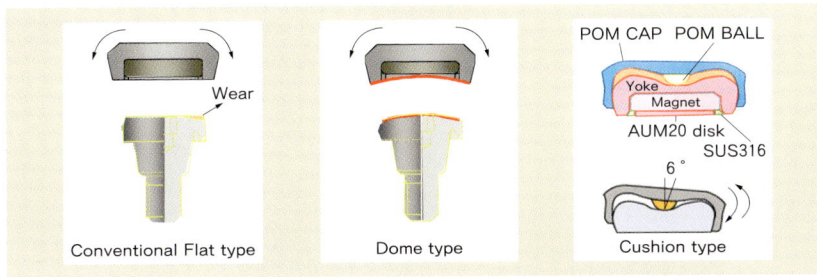

図9　義歯の動きを考慮したキーパー部の形体．

図10　義歯床では沈下，回転，側方移動の要素が組み合わさって生じる．パーシャルデンチャーやオーバーデンチャーでは支台を支点として生じることになる．
図11a, b　欠損部の顎堤では荷重が加わると義歯床は沈下する．その場合には義歯床と支台との接触状態により様相は異なる．a：リリーフを与えないと義歯床とともに歯根が傾斜する．b：リリーフを与えると義歯床のみが回転沈下する．

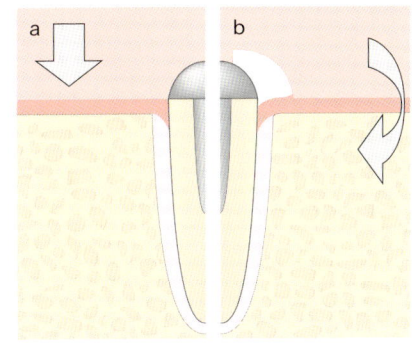

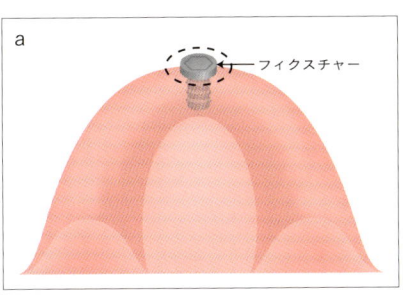

図12a　歯列弓にインプラントが1本の場合．義歯はあらゆる方向に回転する．

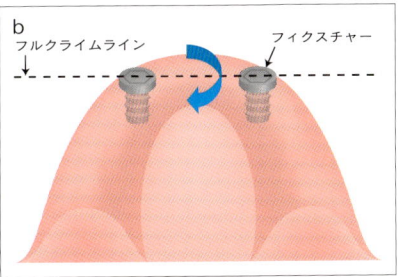

図12b　歯列弓にインプラントが2本の場合．義歯はフルクラムラインを中心に回転する．

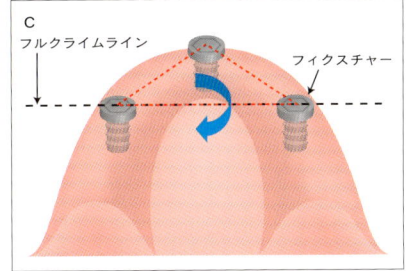

図12c　歯列弓にインプラントが3本の場合．インプラントを3本前歯部に埋入した場合には三角形を構成し，遠心部の2本を結んだ線を軸としての回転が考えられる．

図12d, e　歯列弓にインプラントが4本の場合．インプラントを4本埋入して四角形を構成すると，その中では安定が得られても，その前後の幅が小さいと，遠心部の2本を結んだ線を軸として床の動きを考慮しなければならない．

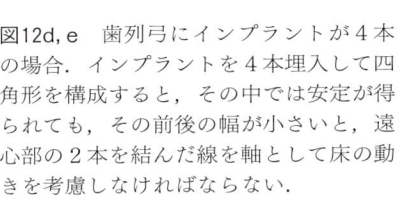

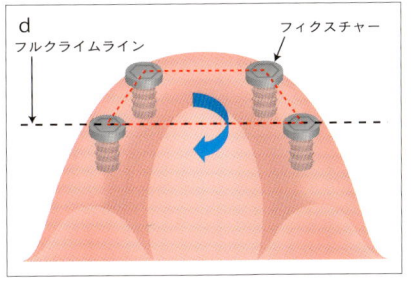

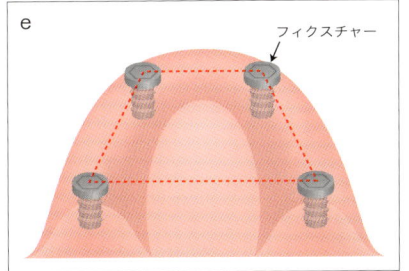

解説　義歯の動きに対応したアタッチメントの選択

前述したように，義歯の動きには，沈下，回転，側方移動が考えられ，また，その構造からそれらの動きを許容するもの，しないものがある．したがって，各症例の条件，設計によって適切なものを選択する必要がある．

1．テレスコープアタッチメント

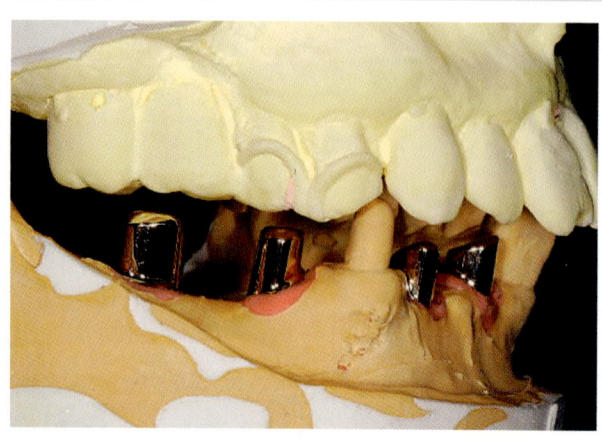

すべての動きを許容しないタイプ（図13）：パラレロテレスコープ，コーヌステレスコープの場合には，支台を中心とした動きは許容しない．
⇒義歯床と支台，あるいは支台装置との間のリリーフは必要ない．

図13　すべての動きを許容しないタイプのテレスコープアタッチメント．

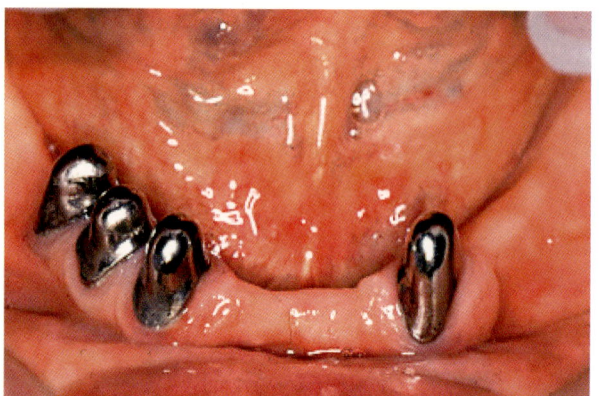

回転を許容するタイプ（図14）：CSCテレスコープでは，支台を中心とした義歯床の回転のみが許容される（Yalisove 1997[5]）．
⇒義歯床と支台，あるいは支台装置との間のリリーフが必要になる．

図14　回転を許容するタイプのテレスコープアタッチメント．

2．バーアタッチメント

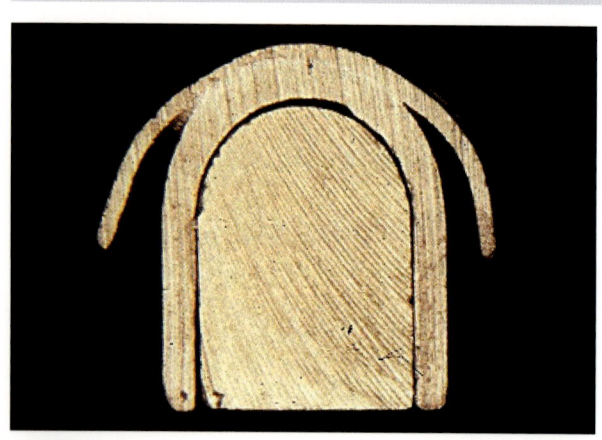

複数のインプラントを連結するアタッチメントだが，その断面形態で許容できる動きに違いがある．

すべての動きを許容しないタイプ（図15）：ユニットタイプの場合には，支台を中心とした動きは許容しない．いわゆるリムーバブルブリッジに使用する．
⇒義歯床と支台，あるいは支台装置との間のリリーフは必要ない．

図15　すべての動きを許容しないタイプのバーアタッチメント（再現模型）．

回転ならびに沈下を許容するタイプ(図16)：ジョイントタイプの場合には，支台間を結んだ支点間線を回転軸とした回転を許容する．
⇒義歯床と支台，あるいは支台装置との間のリリーフが必要になる．

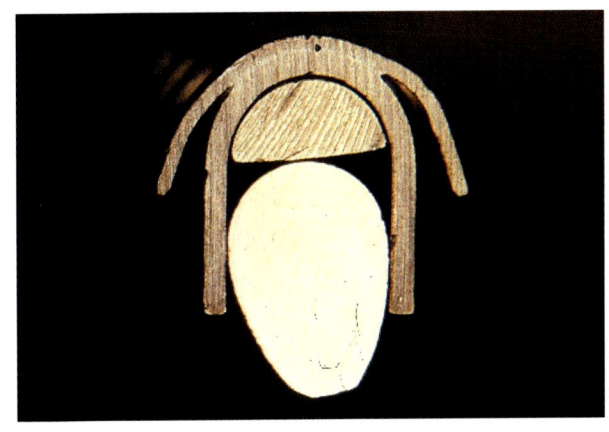

図16 回転ならびに沈下を許容するタイプのバーアタッチメント(再現模型)．

回転軸は1つに設定する(図17)：2つ以上の回転軸があっても互いに打ち消しあって，回転ができなくなる．

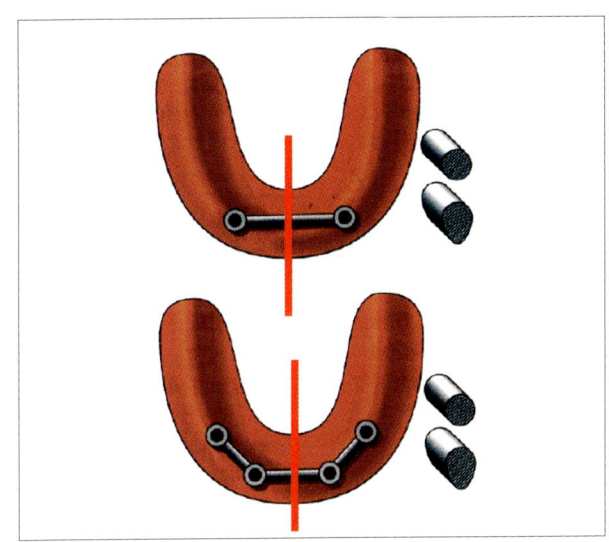

図17 回転軸の設定(ノーベルバイオケアのカタログより改変引用)．

3．スタッドアタッチメント

インプラントに直接ネジ固定することで，単独に利用できるタイプのアタッチメントである．

回転ならびに沈下を許容するタイプ：ボールアタッチメント(図18)，ERAアタッチメント，ロケーター(図19)では，回転とある程度の沈下が許容される．
⇒義歯床と支台，あるいは支台装置との間のリリーフが必要になる．

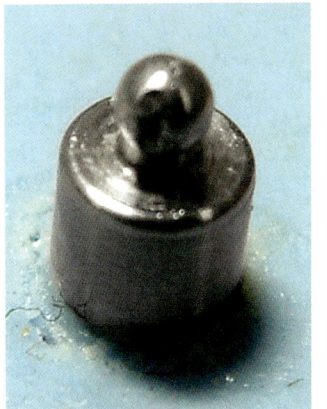 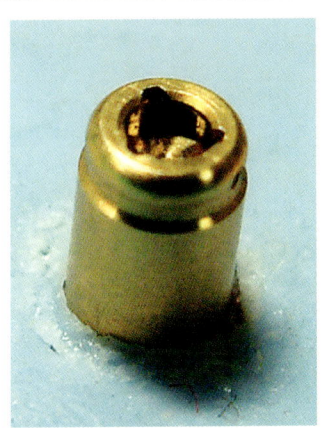

図18 ボールアタッチメント． 　図19 ロケーター．

知ってる？ どうする？ 4

磁性アタッチメントを用いた義歯の設計の
ポイント：基本的な考え方は？

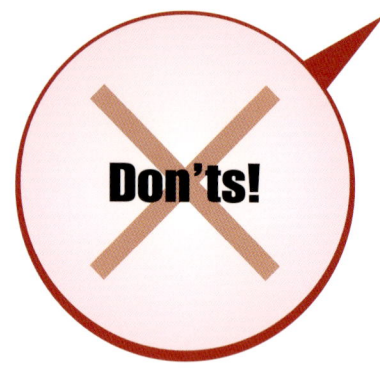

磁性アタッチメントを中心に考える

　義歯を設計・製作する場合に考える際に，維持装置を中心に考えるのは正しくない．このような場合には次のような問題が生じる．
①磁性アタッチメント本来の特性が活かせない（維持ができない．側方力が軽減できないなど）．
②義歯の動きがコントロールできない．
③義歯床の破折やアタッチメントの脱離が頻発する．
　これらの問題がなぜ生じるかといえば，本来義歯が有するべき条件が満たされていないなかに磁性アタッチメントを付け加えても，動きまわる義歯をアタッチメントで何とか支台につなぎとめようとしていることにすぎないからである．機械式のアタッチメントやクラスプでは，これが一時的に可能になる場合もあるが，決して長くはもたない．支台への過重負担となり，その寿命を縮めることが多い．

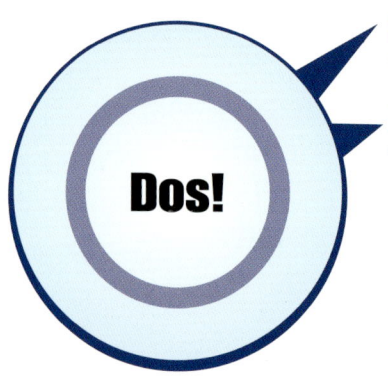

磁性アタッチメントは補助と考える
適合・外形・咬合ならびに剛性を考える

　アタッチメントを用いた義歯を製作する場合，アタッチメントはあくまでも補助であり，維持要素を除いた義歯そのものの支持・把持の点で完成度が高いものほど，その効果が発揮されることになる．
　また義歯の製作においては，
①適合　　②外形　　③咬合　　④剛性
の4つの基本的な要素が満たされるように，印象，咬合採得，人工歯排列，削合，ならびに補強構造やフレームワークの設計を考える必要がある．

解説　良好な適合と外形を確保する

これらの要件を満たす基本は印象採得にある（図20）．そのためには，概形印象を慎重に行って個人トレーを製作し，筋圧形成を適切に行ったのちに選択的加圧印象を行うという順序に従った操作を確実に行う必要がある．なお，筋圧形成ならびに最終印象においては，デンチャースペースを採得するという目的から考えて，可能な限り左右対称な結果が得られるようにする．

図20a, b　最終印象では左右対称であることのほかに，上顎では上顎結節部が(a)，下顎ではレトロモーラパッドまでが(b)含まれていることを確認する．また，加圧した部位の印象材からはコンパウンドが透けて見える．下顎の頰棚部分では，印象が必要以上に拡大されて採れることが多く，義歯床の浮き上がりにつながるので，床縁の設定には注意が必要である．

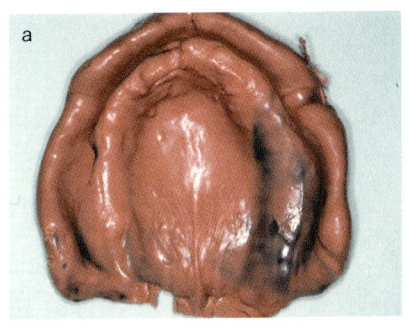
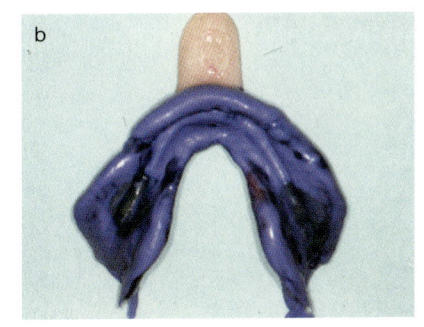

解説　適切な咬合を確保する

義歯の動きをコントロールできる咬合を付与する（図21）．この場合には，機能力が上顎では口蓋側に，下顎においては顎堤の頰側面に作用するようにすると義歯床の回転が抑制できる（図22）ことから，リンガライズドオクルージョンを用いることが多い．対合歯が天然歯である場合には，アンチモンソンの排列にならないように気をつける必要がある．これは義歯床の回転を助長するためである．

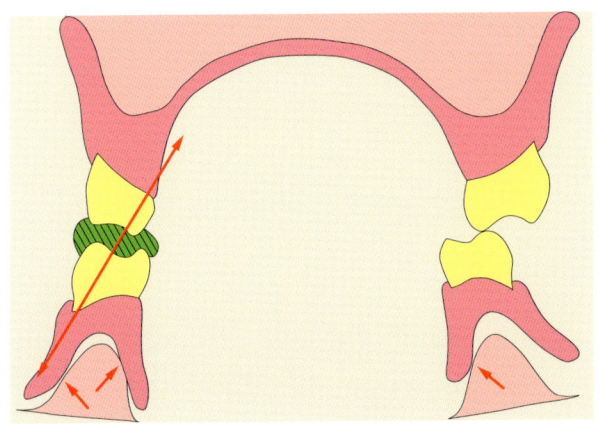

図21　片側性にも義歯が安定する必要がある．

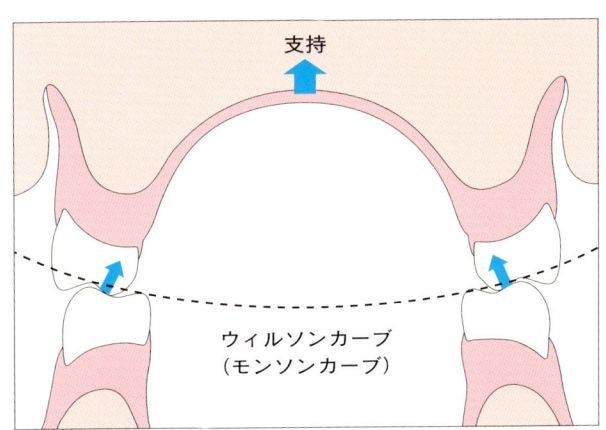

図22　義歯床が安定するには，上顎では口蓋側に，下顎では顎堤の頰側面に作用するように排列する（文献6より改変引用）．

知ってる？　どうする？　5

磁性アタッチメントを用いた義歯の設計の
ポイント：安定のための要素をどう与える？

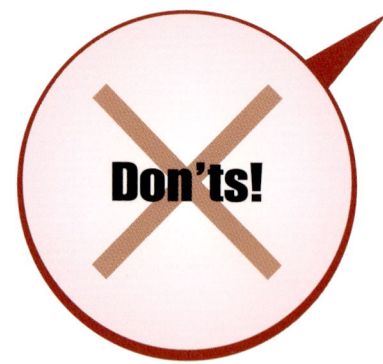

全体に床をコンパクトにする

　磁性アタッチメントを用いた義歯の設計では，アタッチメントによって「維持」は確保されるのだが，それ以外の「支持」「把持」については，必ずしも十分とはいえない場合がある．したがって，安易に床の外形を小さくしてしまうことは，機能時の不安定を招くことになる（図23,24）ので，注意しなければならない．

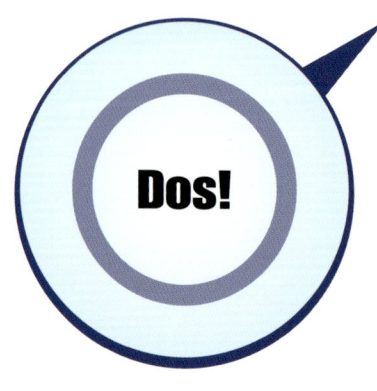

維持以外の要素については義歯床からも確保できるようにする

　義歯に求められる，「維持」「支持」「把持」「安定」の要素のうちで，磁性アタッチメントの装着された支台歯，あるいは支台のインプラントが確実に果たせるものは，まず「維持」である．「支持」についても根面板と同様に期待することができるのであるが，これは支台の数と位置によって異なる．天然歯の場合には，歯根膜の被圧変位性にある程度期待できるのだが，1か所のインプラント支台の場合には，垂直方向への動きも許容しなければならないので，「支持」は期待できない．支台の数と位置，それによって生じる回転軸の位置と義歯の動きとの関係については13頁を参照されたい．
　パーシャルデンチャーならびにオーバーデンチャーの設計の手順は，
①最大限の支持の確保（レスト，義歯床）　②人工歯の排列の決定
③連結要素の決定　④着脱方向の決定（ガイドプレーン）
⑤最少限度の維持の設定　⑥把持要素の決定　⑦間接維持の決定
⑧全体としての剛性の確保
で，つねに同じである．
　多数歯欠損症例などにおいては，②，⑥，⑦，⑧などの要素を義歯床で確保しなければならないことが多くなる．したがって，これらの要素が確保できる範囲において義歯床を小さくするべきである．

解説　義歯の安定のために必要な要素

義歯床：義歯床は顎堤欠損部を回復し機能圧を顎堤に分散するだけでなく，その設定部位により，機能時の側方移動に抵抗する役割（図23a），前後の移動に抵抗する役割（図23b）を期待することができる．義歯床の外形の設定においては，残存歯の歯周組織への影響を考慮しながら，これらの部位を有効に利用することを考える．

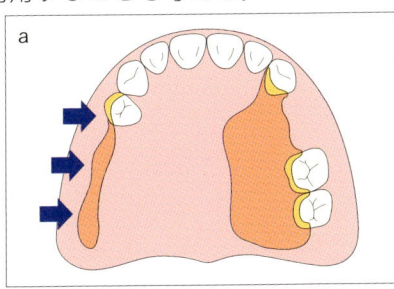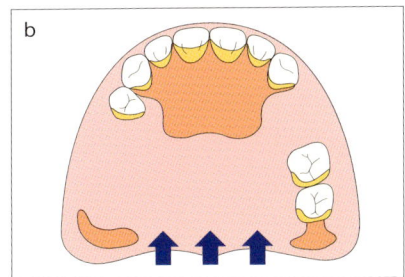

図23a, b　a：義歯の側方移動（矢印）に対しては，顎堤の側面ならびに反対側の口蓋あるいは舌側の側面が抵抗要素となる．b：義歯の前方移動に対しては，上顎結節部や口蓋の前方部が，後方移動に対しては臼後結節部が抵抗要素となる（Davenport 1988. 文献7より改変引用）．

間接維持装置：維持として磁性アタッチメントを利用する場合であっても，義歯床の回転に抵抗する要素は必要になる．とくに，遊離端義歯の浮き上がりに抵抗する要素としての間接維持装置（レスト，スパー）を効果的に配置する必要がある（図24）．

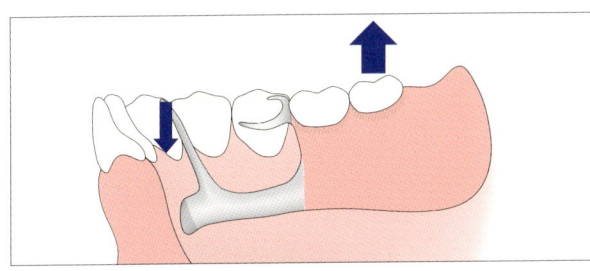

図24　間接維持装置の配置（Davenport 1988. 文献7より改変引用）．

解説　義歯床の設計において支台装置周囲の自浄性・清掃性を高めるために

磁性アタッチメントを使用する場合には，支台歯あるいは支台のインプラントの周囲組織が床で被覆されるために，自浄性が低下して炎症を惹起しやすくなる．このような場合には，支台の床縁の一部を支台近くまで短縮して，いわゆる開放型にすることを勧める（図25, 26）．ただし，開放型にすると，その部位での「把持」効果は減少するので，他の部位において十分に「把持」を確保しておく必要がある．

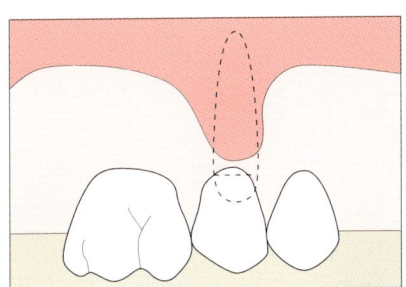

図25｜図26

図25　閉鎖型．
図26　開放型．

知ってる？ どうする？ 6

磁性アタッチメントを用いた義歯の設計のポイント：剛性をどう与える？

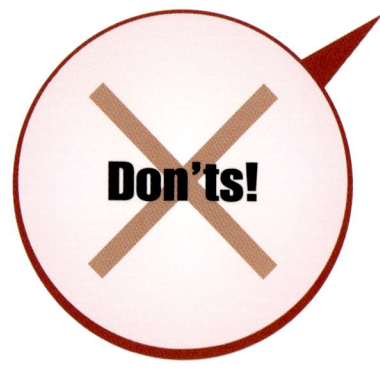

薄い金属床を用いて感覚の向上を図る

　磁性アタッチメントを用いた義歯のみでなく，一般的な義歯の設計においても剛性を与えることが大切である．これは剛性がないと，
①咬合により義歯床が変形する
②支台歯に側方力をかける
からであり（図27, 28），そのことが「うまく噛みきれない」といった感覚を与えたり，結果的に顎堤の吸収につながったりすることが考えられる．
　しかし，単に「レジン床ではなく，金属床にすれば達成できる」と考えてはいけない．確かに「薄くして感覚をよくする」ことは金属床の利点ではあるが，感覚に影響しない部分については三次元的な補強構造を付与し，剛性を確保してこそ意味がある．剛性のない義歯では，咬合時に変形する．手圧で変形するような金属床では意味がない（図29）．

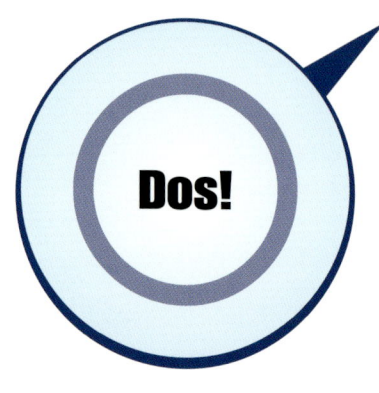

全体として剛性をもたせた金属床とする

　「全体として剛性をもたせた金属床とする」ためには，立体的な補強構造として剛性を確保した設計とする必要がある．これは図30に示すように，その断面を立体的にすれば，剛性（断面二次モーメント）を大きくすることができるからである．全体に剛性が増すと，咬合時に義歯床が変形し，磁石構造体とキーパーとの間に間隙を生じたり，あるいは支台に側方力をかけたりすることを少なくできる（図31, 32）．
　ただし，このように設計した場合でも，
①義歯床の適合の変化を見逃さない
②与える咬合が回転を助長しないようにする
のとおり，適合と咬合には注意する必要がある．たとえ剛性を与えても，アンチモンソンの排列を行うと，義歯床には大きな回転力を与えてしまうからである（図28）．

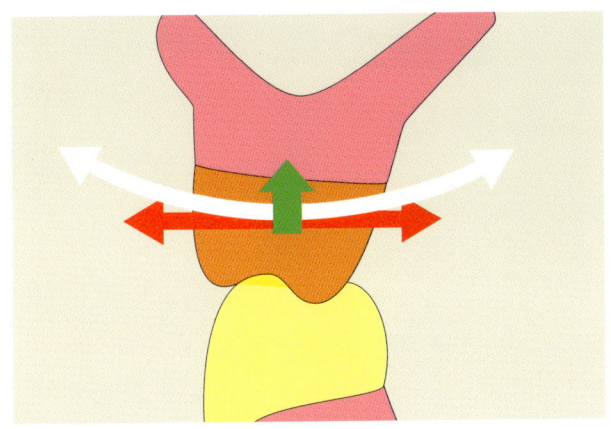

図27　機能力が作用した場合，義歯は顎堤方向に沈下するように咬合をコントロールしなければならないが，食品を介在した状態では回転力として作用することになりやすい．義歯に剛性がないとその動きをさらに拡大することになる．

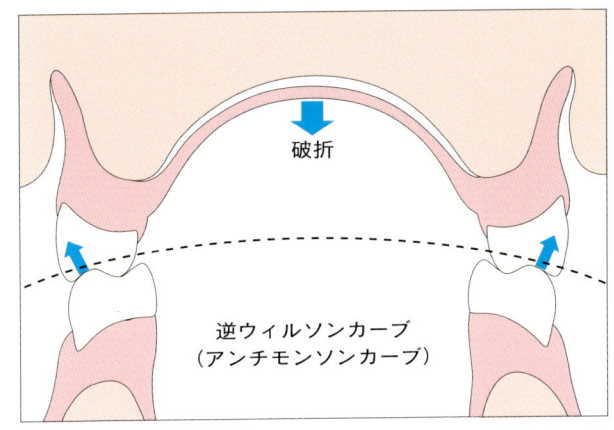

図28　咬合にも注意する．上顎義歯では下顎の対合歯に最大面積で咬合させようとアンチモンソンの状態で人工歯が排列されていることが多く，そのため義歯は側方に回転しやすくなり，義歯床に強度がないと破折しやすくなる．義歯に剛性があると頬側に応力が集中して吸収を助長するので，この場合にも前述のリンガライズドオクルージョンとして口蓋側に力がかかるようにする（文献6より改変引用）．

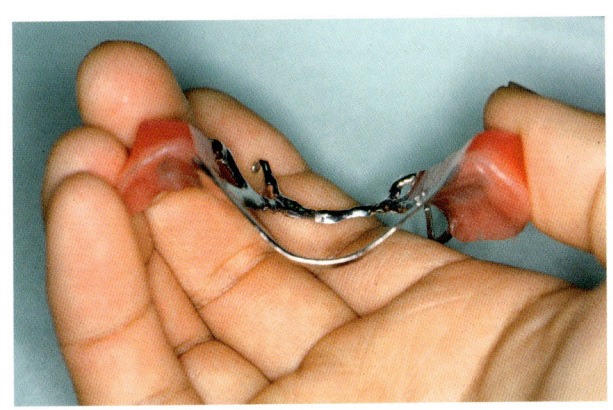

図29　たとえ金属床を作成しても，薄くかつ細くしてしまっては剛性を保つことができない．金属のフレームが手圧（平均的に5kg程度とされる）で変形を生じるようであれば，口腔内においても機能時に変形すると考えるべきである．

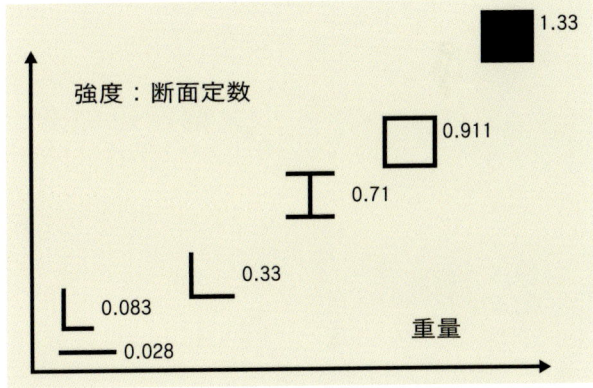

図30　フレームワークに剛性を与えるには，断面定数（強度を示すと考えてもよい）を考慮すると，少ない材料でも強度を確保することが可能になる．

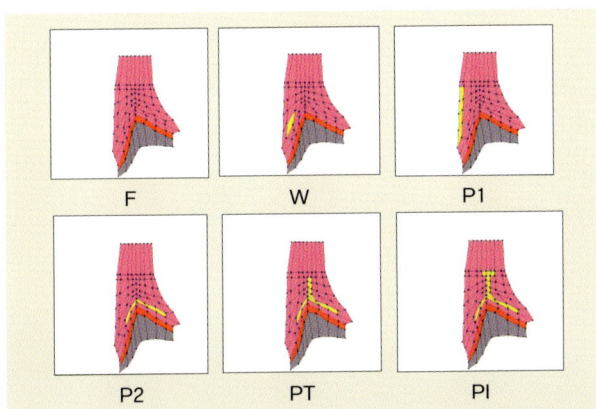

図31　下顎義歯の三次元解析モデルの臼歯部の断面．補強なし（F）に黄色で示した各種の補強構造を埋入した場合を想定し，荷重時の変形量を調べた（黄 1998．文献8より改変引用）．

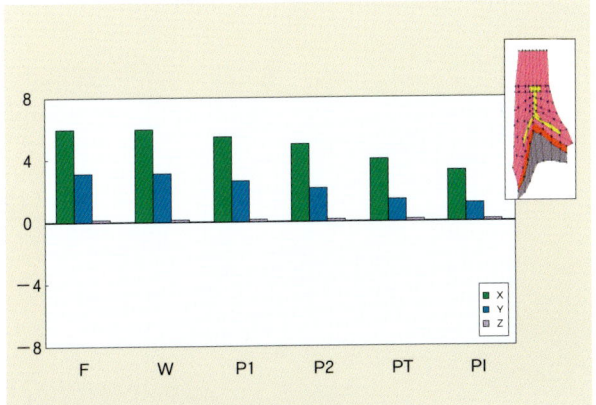

図32　頬側に荷重した際の義歯床のXYZ方向の変形量を示しているが，補強構造の断面が図30の断面形状で示したように三次元的なPT，PIでは変形量が小さくなることがわかる（黄 1998．文献8より改変引用）．

知ってる？ どうする？ 7

磁性アタッチメントの選択：支台の幅径より小さな径のキーパーがない場合は？

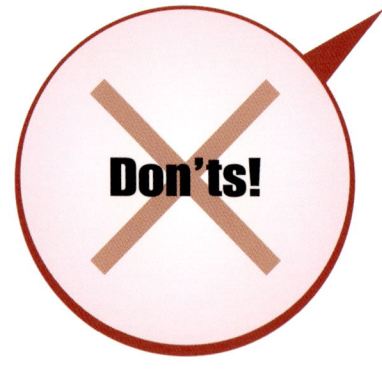

他のアタッチメントの使用を考える

　治療計画の段階で避けられることではあるが，支台となる歯根面，あるいはインプラントの直径が小さいために既製のキーパーが利用できない場合がある．このような場合には，表1，図7（10頁参照）に示すように，①楕円形のキーパーを利用するか，②少し大きめの円形のキーパーをトリミングして使用することも可能である．また，③鋳造可能なキーパー用の金属も利用できる．ただし，キーパーの接触面積が小さくなることは，維持力が減少することを考慮しておく必要がある．

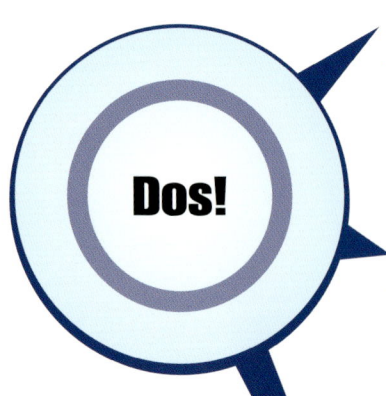

楕円形のアタッチメントを選択する

　前歯部ならびに小臼歯部に用いることができる楕円形のキーパーには，いくつかある（表1，10頁参照）．

キーパーをトリミングしてから鋳接する

　天然歯の場合には，根面の幅に合わせてトリミングし，周囲にワックスアップして鋳接した根面板とし，これを利用する方法と，ポスト付きのルートキーパーをコンポジットレジンで根面に合着する方法がある．鋳接では，キーパーと周囲の金属は機械的に嵌合して維持されているにすぎないので，周囲に十分な金属量が必要である．また，ルートキーパーの場合には，レジンと接する面をサンドブラストなどで前処理しておく必要がある．

磁石につく歯科鋳造用低カラット金合金を使用する

　磁石に対し強い吸着力をもつ歯科鋳造用低カラット金合金［アトラクティブP（パナソニック）］を使用し，鋳造して，キーパーを兼ねた根面板を製作する（今井ら2007[9]）．

解説　磁性アタッチメントの大きさの調整

磁性アタッチメントでの大きさの調整は、キーパーは可能であるが、磁石構造体ではできない．

なぜ磁石構造体は触れないか？：これは磁石構造体がとくに吸着面部においてきわめて薄い金属の外壁（ヨーク）により覆われているからで（図33），これをポイントなどで削除すると，穿孔して内部の磁性体の腐食や劣化を招くおそれがあるからである．このことは，義歯の調整時などにおいても十分注意する必要がある．

キーパーの形態修正時の注意：キーパーの修正においては，吸着面の大きさを変えることはあっても，平坦面を変えることがないように注意する（図34）．これは，接着面積をできるだけ維持するためである．

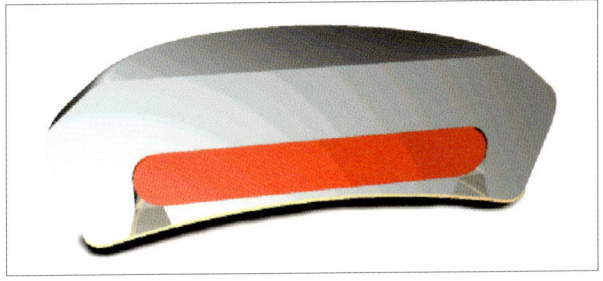

図33　磁石構造体．とくに吸着面部においてきわめて薄い金属の外壁（ヨーク）により覆われている．

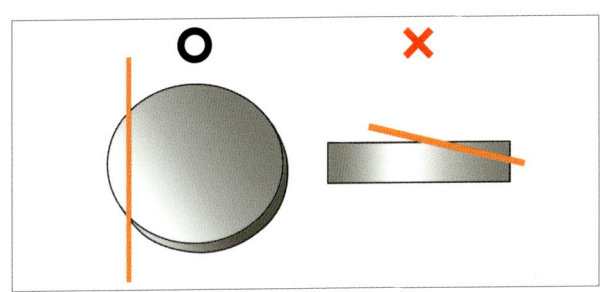

図34　キーパーの修正時，吸着面の大きさを変えることはあっても，平坦面を変えてはいけない．

解説　キーパーの径を小さくすると維持力はどれだけ下がるか

磁石構造体とキーパーとの間に生じる吸引力（維持力）は，その接触面積が大きいほど大きくなる．したがって，直径が3/4になると吸引力は約55％に減少することになる（図35, 36）．

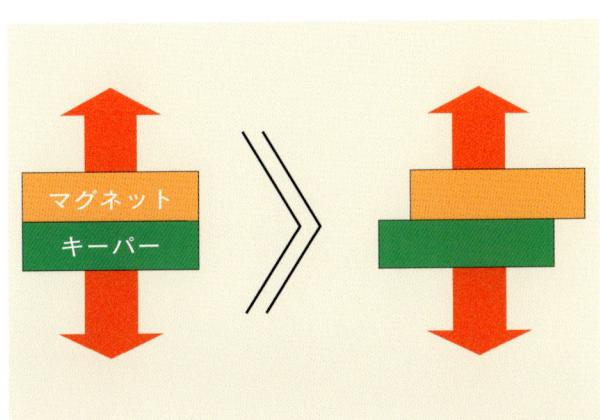

図35　維持力は，両者が水平的なズレがなく最大面積で接触しているときに最大になるが，水平的にズレて接触した場合にはその接触に応じた維持力となり，その大きさは小さくなる．

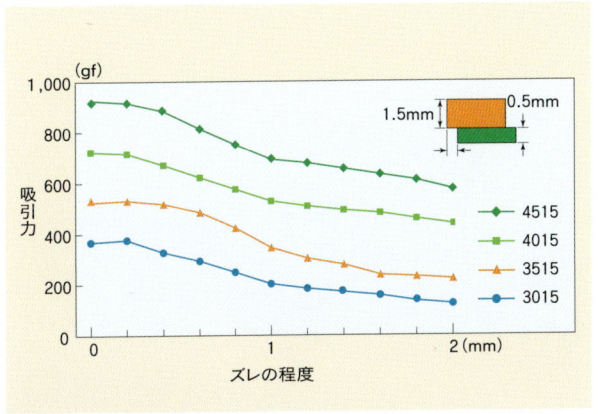

図36　磁石構造体とキーパーの間に垂直的な間隙がわずかでも生じると吸引力は大幅に低下するが，水平的なズレによる吸引力の低下は接触面積に対応するため，ゆるやかになる（藍，平沼 1998[1]）．

知ってる？ どうする？ 8

磁性アタッチメントの選択：コーピングはメタルか，レジンか？

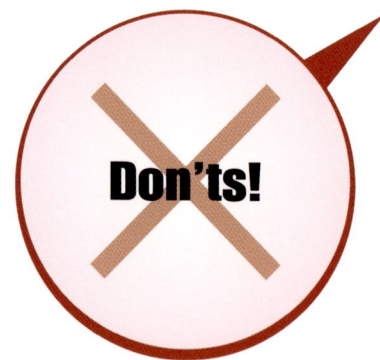

コーピングはつねに鋳造して製作する

　キーパーを含めたルートコーピングを鋳造してメタルで製作する場合には，形態を自由に設定できる利点がある反面，コーピングの維持のためのポストの形成が必要で，ある程度の根管長と健全歯質が必要になるという条件がつく．また，キーパーと周囲の金属とは鋳接しているのではなく，その製作には注意が必要となる．

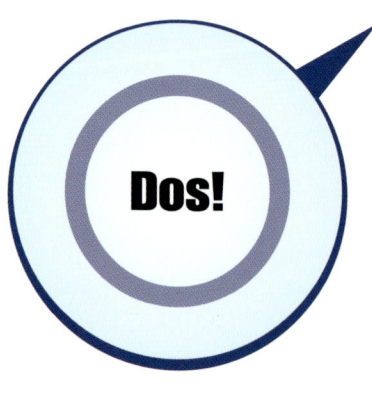

コーピングの製作にはメタルとレジンを使いわける

　コーピングの製作方法には，
①直接法：口腔内で直接製作する
②間接法：印象から作業用模型を得て，ラボで製作する
があるが，コンポジットレジンを用いると，いずれの方法にも利用できる．
　また，ポスト付きのキーパーを用いれば，ポストが深く掘れない場合や残存歯質が少ない場合でも，接着に期待してコーピングを製作することも可能である．したがって，コーピングの製作には，両者を場合によって使いわける必要がある．

解説　間接法 その1：鋳造コーピングの製作と問題点

これまで磁性アタッチメントを天然歯に応用しようとした場合，根面ならびにポストの形成を行い，これを印象採得して作業用模型上でワックスパターンにキーパーを組み込み，鋳造してメタルコーピングを製作する方法が多用されてきた．しかし，この方法では，現実には，キーパーと周囲の金属とが鋳接しているわけではない．そのため，鋳造後に周囲の金属が収縮を起こすと，キーパーの表面が湾曲して磁石構造体との接触面積が減り，維持力が低下する可能性がある（図37）．

これを防ぐためには，

①ガラス板上に超硬石膏を流して，その上にキーパーの上面を圧接する（図38a）

②硬化後（図38b），ガラス板上にエメリーペーパーをおいて，石膏ごとキーパー表面を研磨して（図38c）平面を形成する（図38d）

という作業が必要となる．

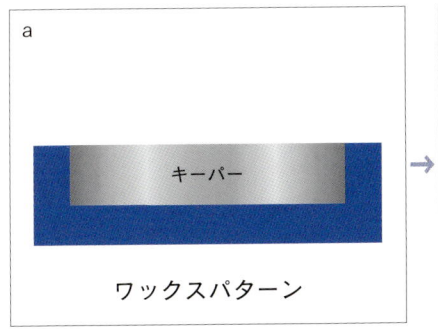 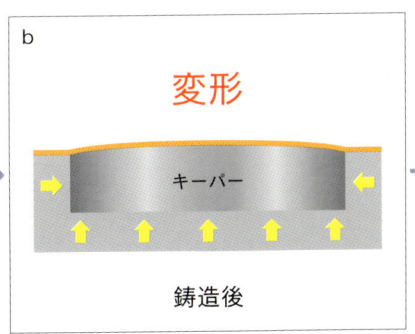 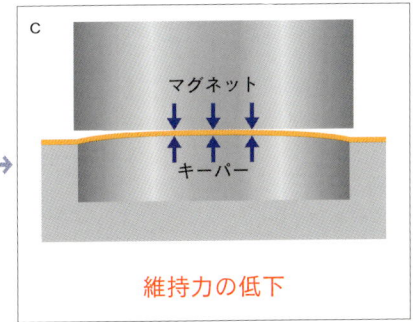

図37a-c　鋳造によってキーパー付きのルートコーピングを製作する場合，キーパーを所定の位置においてワックスパターンを完成し（a），埋没後鋳造すると周囲の金属は収縮を生じるが，キーパーには変化がないので，その変形はキーパーにしわよせされることになる（b）．キーパーの表面は開放されているので，そちらがわずかに盛り上がることになると，磁石構造体の平面とはわずかな点でしか接触しなくなり，維持力は低下する（c）（ニッシンのカタログより改変引用）．

図38a-d　鋳造によってキーパー付きのルートコーピングを製作する場合，図30のような問題を生じないようにするためには，鋳造後にキーパーを含めたコーピングの表面が平面となるように研磨調整する必要がある．まず，ガラス面に超硬石膏を流し，その中にコーピングのキーパー面がガラス面に最大に接触するようにおいて（a），完全に硬化させる（b）．次いで，ガラス板上にエメリーペーパーをおいて水分を与え，その状態でキーパー面を平面になるように研磨していく．このとき周囲の金属とともにキーパーも一部削除されることになる（c）．研磨が完了すると，キーパー面が平面となったコーピングが完成する（d）．

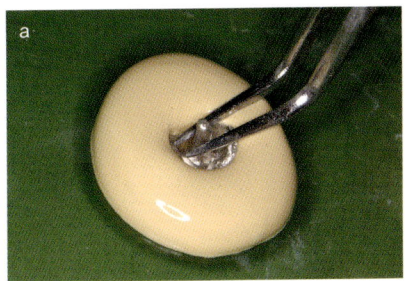 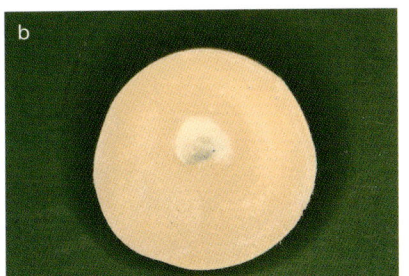
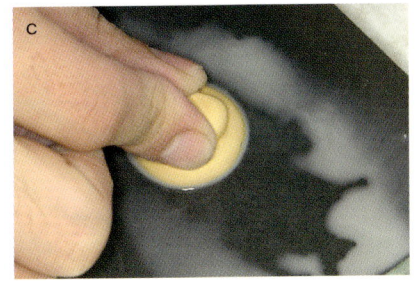 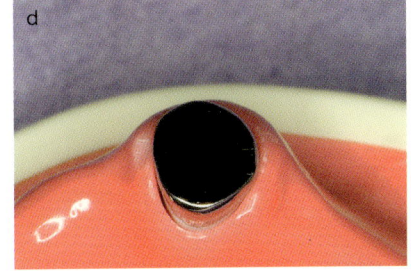

解説　間接法 その2：鋳造によるレジン固定コーピング製作

鋳造コーピングにおいては自由な形態に製作できる利点があるが反面，
①製作時にキーパーに変形を及ぼす可能性がある
②ポストの形成には歯根自体の長さが必要であり，また，形成量が大きくなると破折の可能性が高くなる
③キーパーを除去する必要がある場合に，再度の製作が困難である
などの欠点を有している．

これらの欠点を補うのが，
①接着固定法（図39）
②コンポジットレジンによるコーピングの製作法（図40）
である．

コンポジットレジンによるコーピングでルートキーパーを固定する方法は，直接法，間接法のいずれも利用できる．

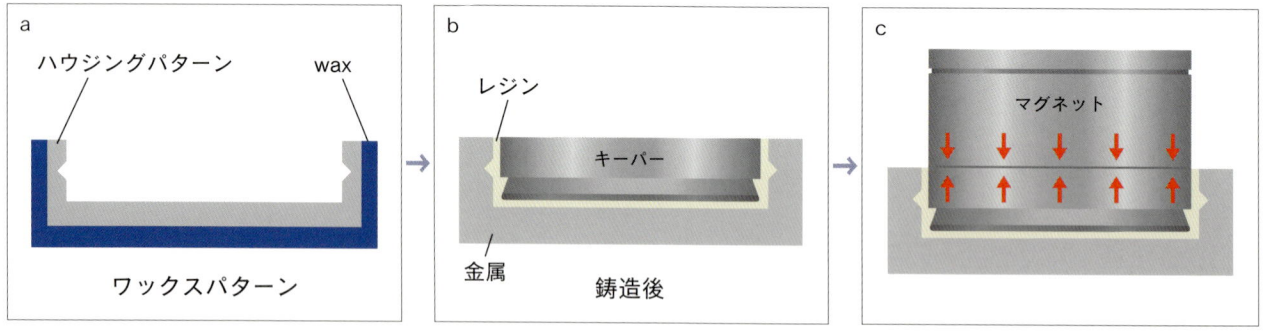

図39a-c　接着固定法．義歯の着脱方向を考慮してハウジングパターンを支台上に設定し，ワックスパターンを製作する(a)．これを鋳造し，常温重合レジンあるいはコンポジットレジンを用いてキーパーを内部に固定する(b)．これを支台に装着して，磁石構造体をセットする(c)（ニッシンのカタログより改変引用）．

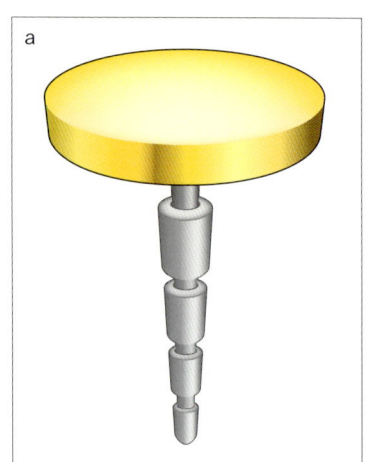
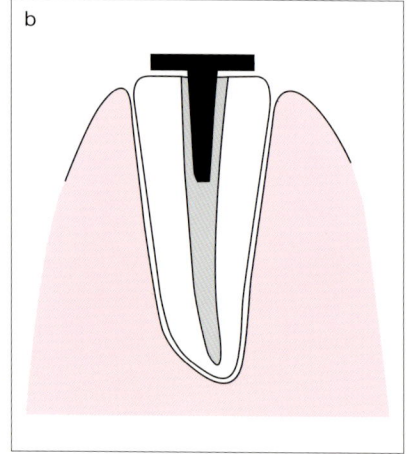
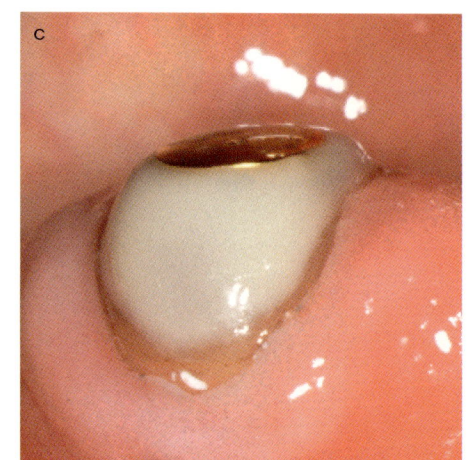

図40a-c　コンポジットレジンによるコーピング製作法．a：本法に用いるルートキーパーはキーパーとポストから構成される．b：根管内にポストを挿入し，維持として根面上のキーパー周辺とともにデュアルキュアータイプのコンポジットレジンで形成する．c：口腔内に装着されたコンポジットレジンによるコーピングの例．

臨床テクニック　ルートキーパーによるレジンコーピングの製作法

1. 根面形成：根面の形成では，唇側，頬側に人工歯がくることを考えてその部分を多めに削除する(a, b)．また，マージンはシャンファーとする(c)．

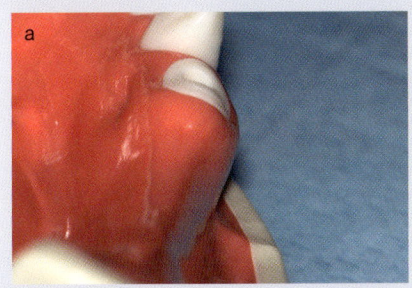 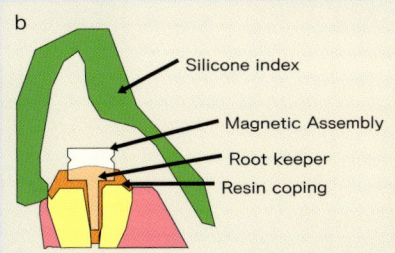 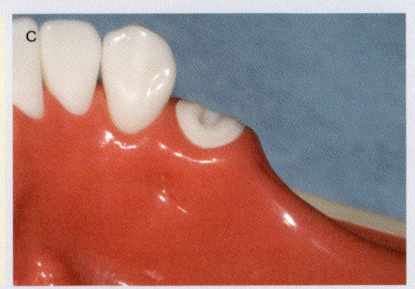

2. 歯根断面の大きさに合わせてルートキーパー(d)の大きさ(L・S)を選択する．

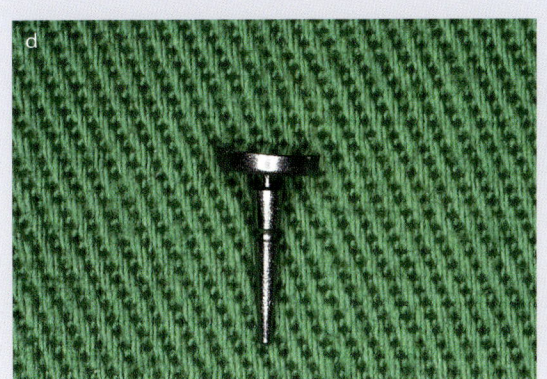

3. 根管内に形成したポスト孔の長さに合わせて，ルートキーパーを試適して(e)，ポスト部の長さを調整する(f)．このとき，最終的なキーパーの上面が辺縁歯肉から少なくとも2mmの高さとなるようにして(g)，ブラッシングを容易にすることを考慮する．

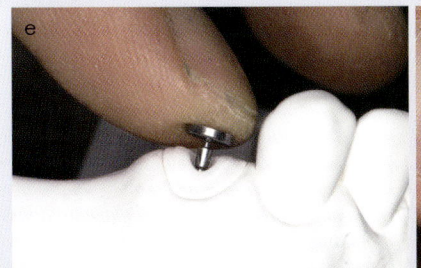 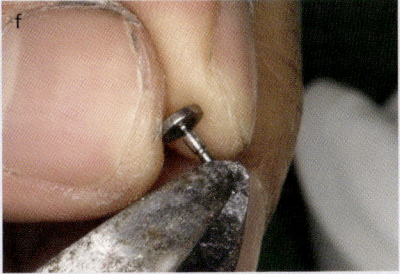 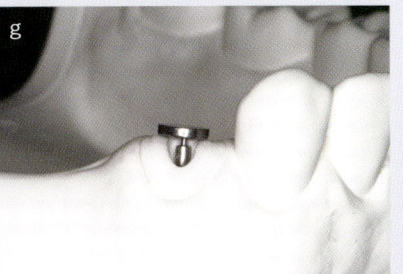

また，方向はキーパーの上面が義歯の着脱方向と直交するようにするが，すでにガイドプレーンが存在する場合にはそれを参考にする(h)．頬舌的にはやや舌側に位置させると人工歯が設定しやすい(i)．

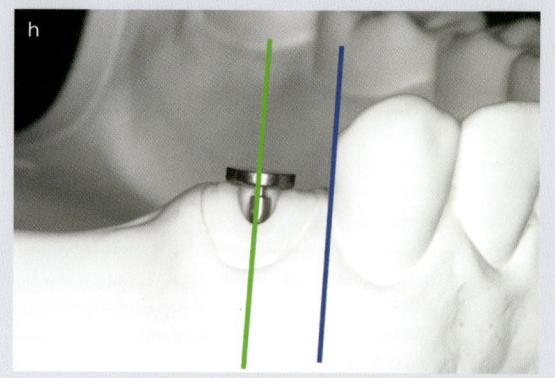
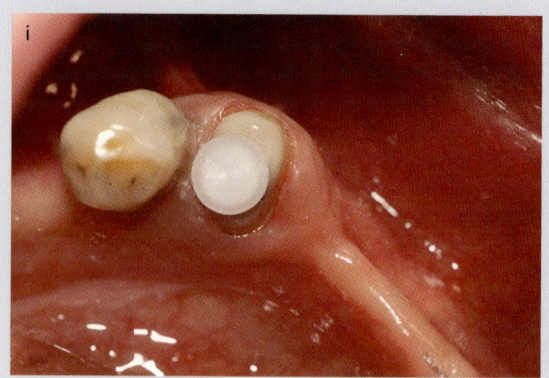

4 ルートキーパー(j)のポスト部ならびにキーパー底部をアルミナサンドブラスト処理後，メタルプライマー(k)で処理する(l)．ロカテック(3M社)の接着システム(m)を用いることも有効である．

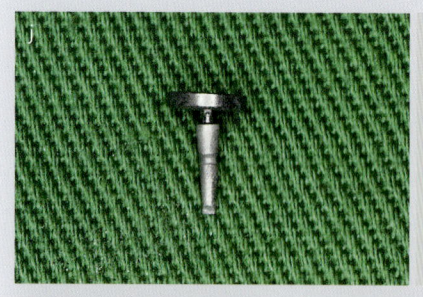
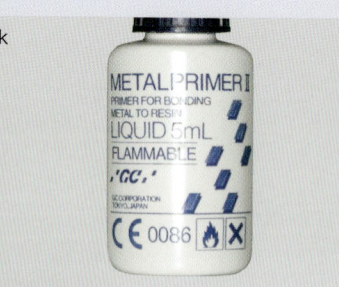
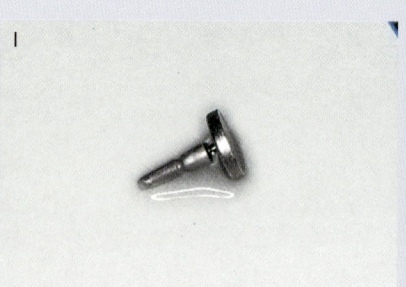
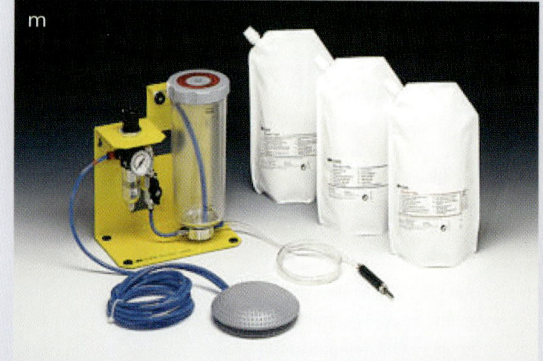

5 根管内面ならびに根面のプライマー処理をし，デュアルキュアータイプのボンディング材を塗布して光重合させたのち，コンポジットレジン(n)を根管内にCRシリンジで注入して(o)，そこにルートキーパーを挿入する(p, q)．適切な位置に保持した状態で光照射を行って(r)仮重合し，その後不足分を足して形態を整え(s)，再度光照射する(t)．なお，根管内には光が到達しないことを考慮して，レジンにはデュアルキュアータイプのものを用いる．

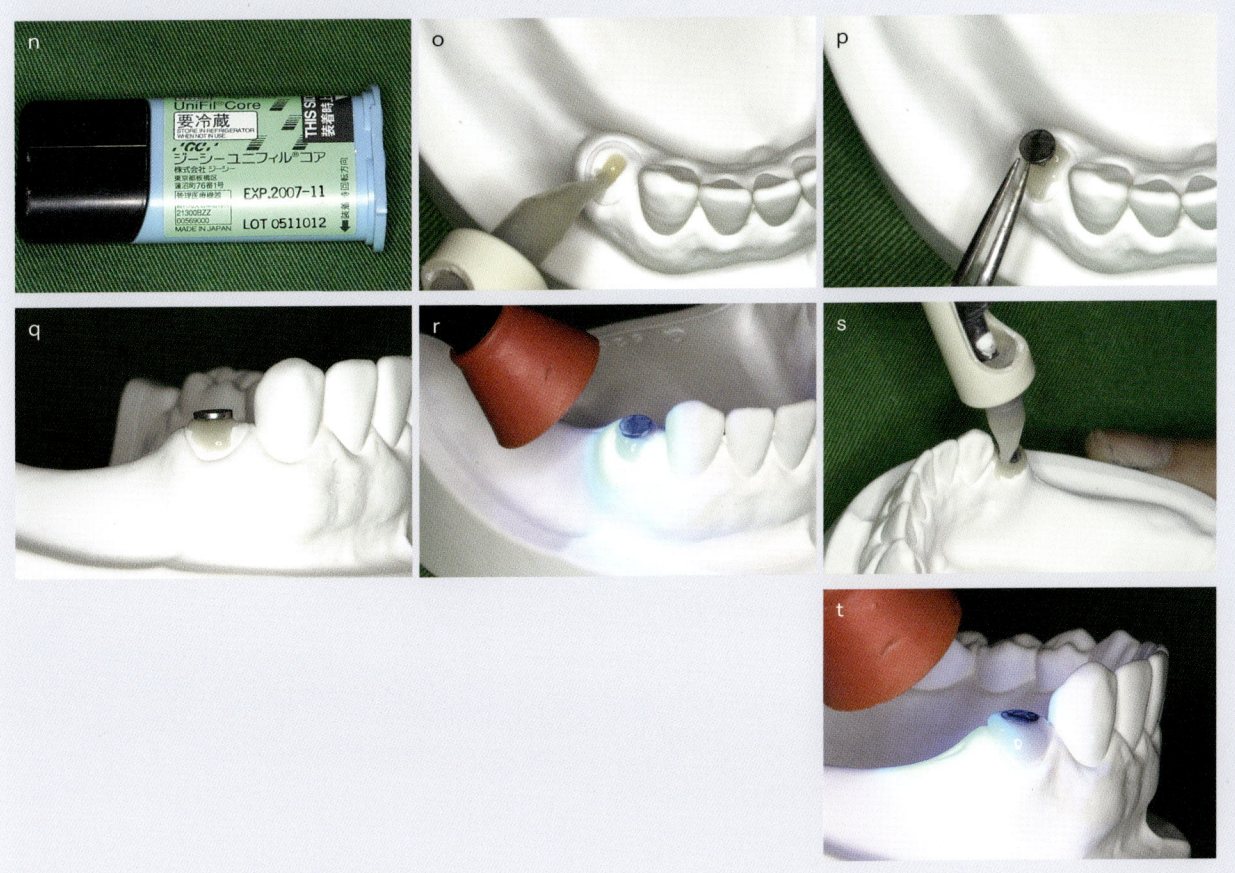

6 全体としての形態は，キーパーを中心としたドームを形成するように与える(u)．

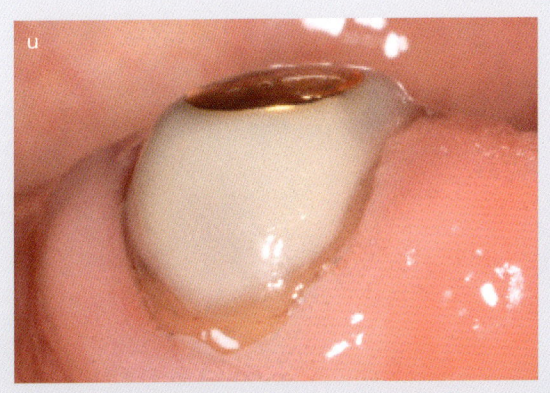

知ってる？　どうする？　9

磁性アタッチメントの選択：顎間距離が十分にない場合の対応は？

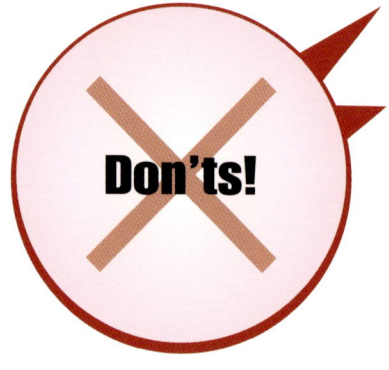

咬合を挙上する

キーパーの高さを低くする

　上下の顎間距離が十分にない場合には，厚みのある維持パーツを義歯床に組み入れることは困難となり，無理をすると簡単に義歯や人工歯が破折することになる．このような場合，安易に

・咬合を挙上する

・キーパーの高さを低くする

ことは，顎関節に影響する可能性があるほか，長期的には咬耗してしまったり，支台歯に過剰な負荷を与えたりすることになる可能性があるので，注意しなければならない．

　以下の①，②のように，支台と対合歯，あるいは対顎までの距離が少ない場合には，その原因を調べる必要がある．

①支台歯あるいはインプラントのアバットメントの高さが高い場合

→この場合，支台歯の高径を調節する，あるいはアバットメントを交換する必要がある．

②咬合高径が低下していてスペースがない場合

→現在の咬合高径が適切であるかを安静位の咬合高径を参考にして，まず判断する必要がある．ただし，残存歯間に咬合接触が存在している場合には，その高径を修正できない場合が多い．

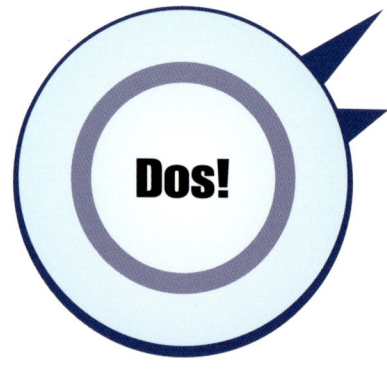

金属床にして強固な義歯にする

人工歯を使用せず，金属床にレジン前装する

　上下顎間距離が少ない場合で，磁石構造体をキーパー上に設置するスペースが確保できる場合には，

・金属床にして強固な義歯にする

・人工歯を使用せず，金属床にレジン前装する

ことができる．逆に，通常のように磁石構造体上にレジンの義歯床を設定する場合には，少なくとも1.5～2.0mm以上のレジンの厚みが必要になる．

解説　キーパーの高さおよび形はどうすればよいか？

支台歯あるいは支台のインプラントに対する側方力を減少させるためには，その高径を可能な限り低くする必要がある．一方，術後の清掃性を考慮した場合には，歯肉縁からキーパーの上面まで2mmの高さが必要であるとされている．したがって，キーパーコーピングの製作時ならびにアバットメントの選択の際には，最終的に歯肉縁から2mmの高さとなるように考慮する（岸本ら1997[10]，図41）．

キーパー部の形体は，キーパー表面が平面（フラット）あるいは曲面（ドーム）のいずれかを選択するが，その判断は先に述べた義歯の動きが関連する．

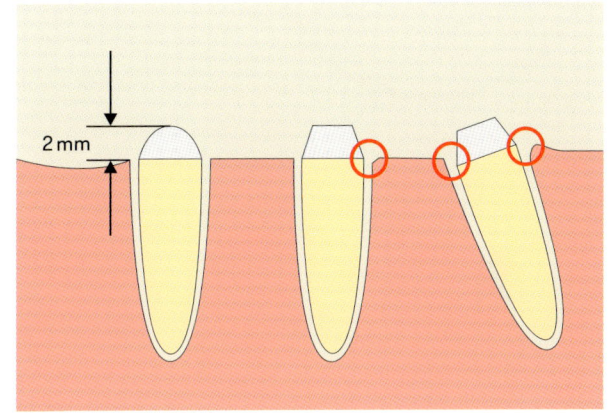

図41　オーバーデンチャーの支台の高さは歯根の骨植がよければ高くできるが，着力点を下げるためには低いほうが有利となる．しかし，ブラッシングを効果的に行うためには，歯肉縁から最小2mmの高さが必要であるとされている．清掃に関しては，歯肉縁部に注意するように指導する．

解説　磁性アタッチメントに必要な高径は？

磁性アタッチメントに必要な高径には，キーパー，磁石構造体，義歯床，さらに人工歯の厚みを含めなければならない．したがって，少なくとも3.6〜4.3mmはスペースが必要になる（図42）．義歯床がレジンの場合には，少なくとも1.5〜2.0mmの厚みが必要である．磁石構造体の上面から対合歯までの距離がそれ以下になる場合には，金属によるカバーあるいは補強が不可欠となる．

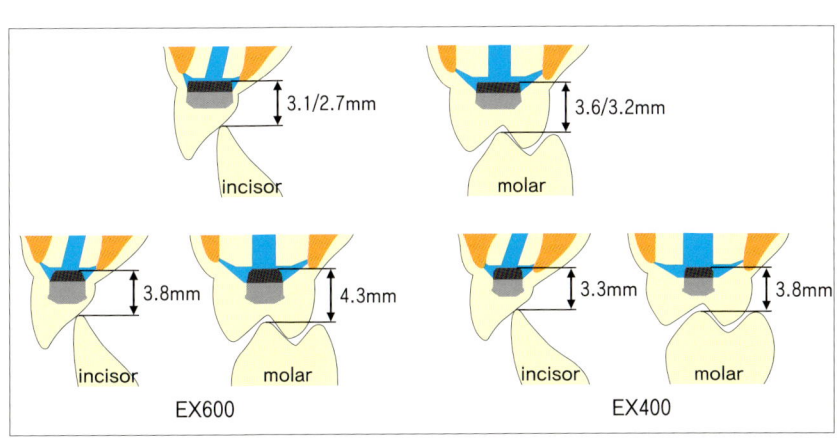

図42　磁性アタッチメントに必要な高径．磁性アタッチメントを使用する場合に必要な高径は，キーパーの表面から人工歯表面までの距離となる．ここで示しているのは最小限度の高径であり，レジンの強度を考慮した場合，少なくとも1.5mm以上の厚みがアタッチメントの上部に必要になる．また，可能な限り金属による補強構造で被覆すべきである．

知ってる？ どうする？ 10

磁性アタッチメントの選択：セルフアジャスティングタイプの利点は？

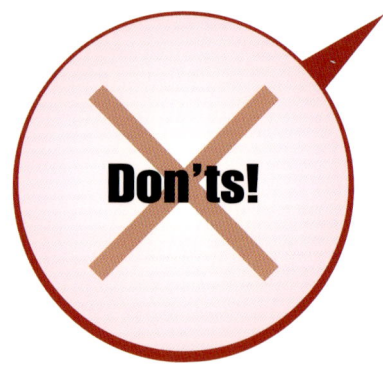

緩圧機構があるので動きを許容する

　セルフアジャスティングタイプ（自己調節性機能を有したタイプ：以下SX）の特徴を単に「緩圧機構があるので動きを許容すること（図43）」としては，その機能の意義を活かすことができなくなる．SXには，前述したように磁性アタッチメントの効果を最大限に利用するうえで，
①装着時の間隙をゼロにする
②キーパー面を着脱方向に垂直にする
③マグネットとキーパーの位置関係が変化しないように調整する
の3つの重要なポイントがある（7頁参照）．また，これらのポイントを容易に達成できるようにしてくれるだけでなく，その際に生じるさまざまなエラーにも対処できる効果もある．

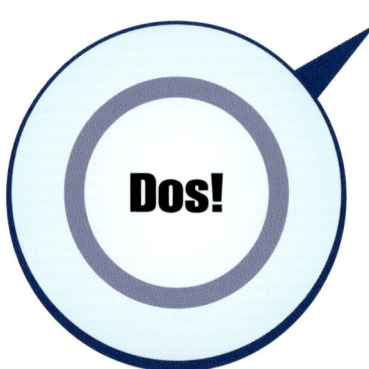

沈下・回転を許容するので，さまざまなエラーを補う

　SXの「沈下・回転を許容するので，さまざまなエラーを補うことができる」という特徴は，上記の①装着時の間隙をゼロにする，②キーパー面を着脱方向に垂直にする，③マグネットとキーパーの位置関係が変化しないように調整する，の各場面で次頁のような効果が発揮される．

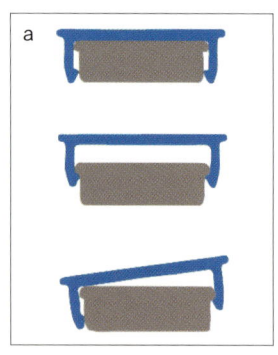 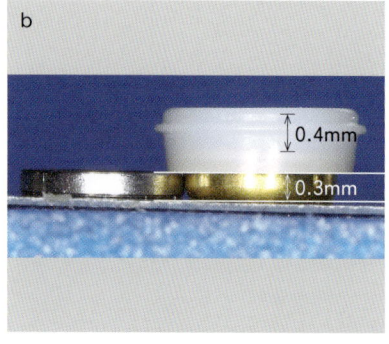 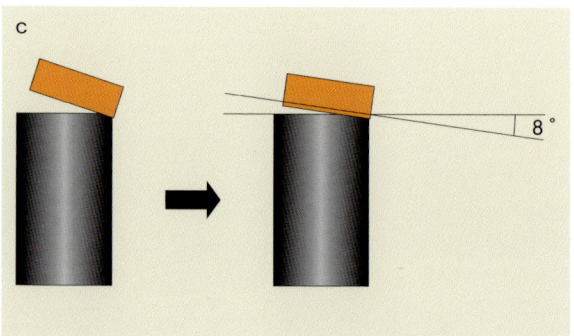

図43a-c　セルフアジャスティングタイプの磁性アタッチメント（SX）は，磁石構造体にポリアセタール（POM）製のキャップを被せたものである（a）．このキャップは磁石構造体上で0.4mmまでの上下動（b），ならびに8°までの回転が可能であり，これを義歯床に固定することで義歯の動きを許容する．なお，装着に用いるスペーサーの厚みは0.3mmであり，操作時の誤差に対する余裕を与えてある．8°の回転は第一大臼歯部で約5.6mmの沈下を許容することになる（c）．

①装着時の間隙をゼロにする

これまでは義歯床のセトリングを考慮して「新義歯の装着と同時に磁性アタッチメントを装着することは避けるべき」とされてきた．他のタイプの磁性アタッチメントを利用する場合はこの原則に従うべきであるが，SXにおいては同時の装着が可能となる．その際には，沈下の許容性を確保する厚さ0.3mmのスペーサーをキーパーとの間に介在させた状態で磁石構造体を床に取り付ける直接法と，技工室で義歯を製作する際にスペーサーを組み込んで重合・完成させる間接法が利用できる．間接法で製作した場合には，レジンの重合収縮の影響で位置関係が変化する可能性があるが，SXの沈下・回転許容性で補償することができる．このことはチェアタイムの短縮だけでなく，アタッチメント周囲のレジン床の滑沢性にもつながり，汚れの付着を抑制できる効果も期待できる．

②キーパー面を着脱方向に垂直にする

天然歯あるいはインプラント上にキーパー付きコーピングを製作する場合には，義歯の着脱方向との関係を考慮した角度を有したキーパー面を付与することができる．しかし，傾斜したインプラントあるいは複数のインプラント間に，わずかであるが埋入角度の違いが存在する場合には，SXの回転許容性によってそれをかなり補償することができる．これは，従来のフラットタイプの磁性アタッチメントでは，着脱方向に傾斜がつくと維持力が大きく減少するのに対して，SXではゆるやかな減少を示すからである（図44）．

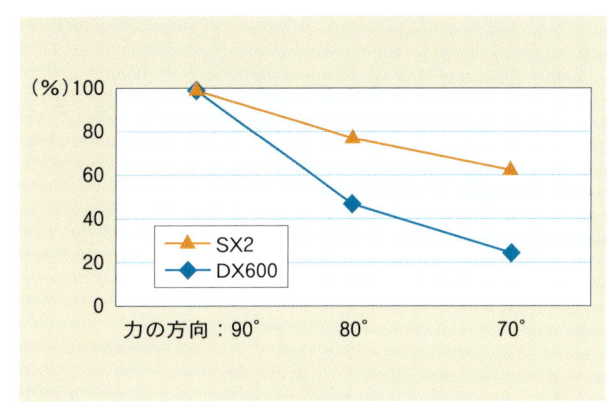

図44 マグネットの最大脱離力と引っ張り力の方向（楊ら2006[11]）．

③マグネットとキーパーの位置関係が変化しないように調整する

装着時に与えた両者の位置関係が変化する原因としては，
①粘膜の変化にともなう床のセトリングによるもの
②床下の顎骨の吸収により，義歯が沈下することによるもの
が考えられる．これらの場合，遊離端欠損においては義歯床が回転沈下することになるが，SXでは両者を組み合わせた動きが補償されるので，マグネットとキーパーの位置関係は変化しない（図45）．しかし，これは「あくまでもメインテナンスに来院するまで維持力の低下を感じさせることがない」という利点である．しかし，後述のリラインの項（68頁参照）で示すように，磁性アタッチメントの位置関係をオリジナルの状態にして確認することで，術者が顎堤の吸収変化を早期に読み取ってリラインを行うのが大切であることを忘れてはならない．

①セトリングによる変化に対応できる．
②義歯製作時に磁石構造体を組み込んで完成することができる．
③長期的な変化にも対応できる．

図45 磁石構造体の固定におけるSXの利点．

知ってる？ どうする？ 11

磁性アタッチメントのインプラントへの応用：キーパースクリューのないインプラントシステムでは？

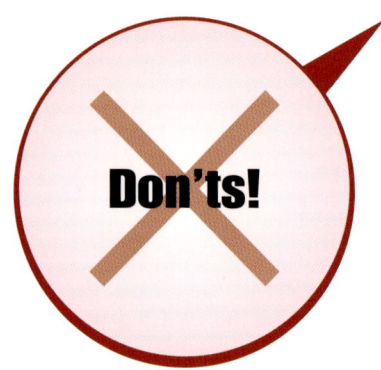

磁性アタッチメントの使用をあきらめる

　現在，磁性アタッチメント用のキーパースクリューが提供されているインプラントシステムの種類は，図46に示すとおりである．症例の条件から磁性アタッチメントが適切な選択となっているのであれば，そのインプラントシステムに合うキーパースクリューがある．「磁性アタッチメントの使用をあきらめる」必要はない．

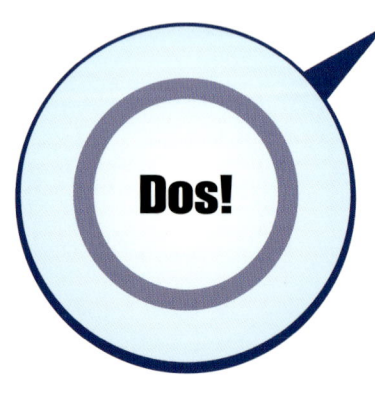

カスタムアバットメントを製作する

　磁性アタッチメントをキーパースクリューが提供されていないインプラントシステムに用いる場合には，カスタムアバットメント（図47，48）を製作する必要がある．それには以下の方法がある．

①磁石構造体とともに閉磁回路（クローズドマグネティックサーキット）が形成でき，かつ鋳造できる金属と，UCLAタイプのアバットメントを用いてカスタムアバットメントを製作し，アバットメントスクリューで固定する方法（なお，CAD/CAMシステムを用いて上部にキーパーをレジン固定できるウェルを設定することで，磁性アタッチメント用のカスタムアバットメントを製作できるインプラントシステムもある）．

②鋳接できるUCLAタイプのアバットメントなどを用いて，インプラント上にルートキーパーをコンポジットレジンで固定できるハウジング付きのカスタムアバットメントとして製作．これをアバットメントスクリューで固定した後，スクリュー上部を仮封材などでシールし，口腔内でキーパーを正しい方向にコンポジットレジンで固定する方法．

　なお，ルートキーパーを使用する場合で，アバットメントの高径が短いときは，ポスト部分をできるだけ短くし，わずかなアンダーカットをキーパーとの接合部に設ければ固定できるが，側面にもノッチを回転防止のために，アンダーカットを維持・増強のために付与することが勧められる．

[マグフィット IP - B（ブローネマルクインプラントに対応，図46a）]

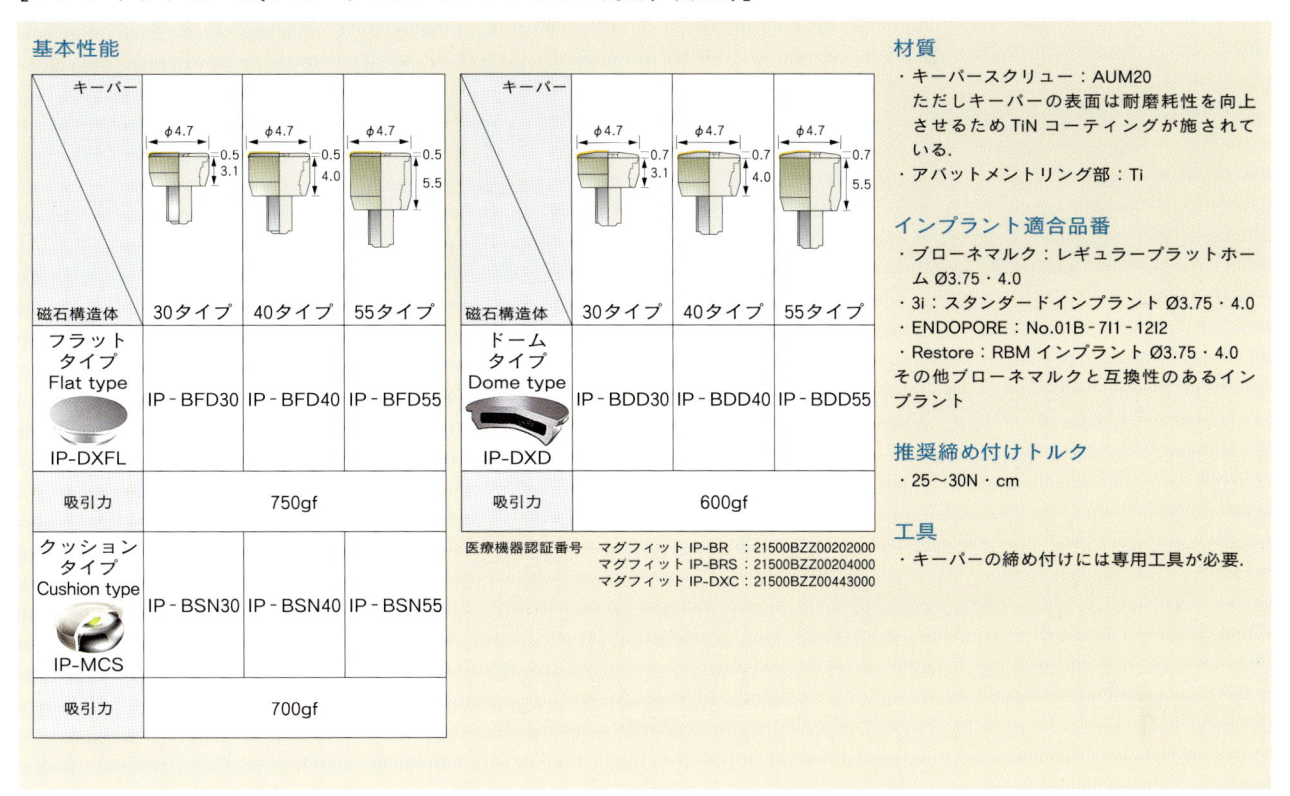

基本性能

磁石構造体	30タイプ	40タイプ	55タイプ
フラットタイプ Flat type IP-DXFL	IP-BFD30	IP-BFD40	IP-BFD55
吸引力		750gf	
クッションタイプ Cushion type IP-MCS	IP-BSN30	IP-BSN40	IP-BSN55
吸引力		700gf	

キーパー φ4.7 / 0.5 / 3.1（30タイプ），φ4.7 / 0.5 / 4.0（40タイプ），φ4.7 / 0.5 / 5.5（55タイプ）

磁石構造体	30タイプ	40タイプ	55タイプ
ドームタイプ Dome type IP-DXD	IP-BDD30	IP-BDD40	IP-BDD55
吸引力		600gf	

キーパー φ4.7 / 0.7 / 3.1（30タイプ），φ4.7 / 0.7 / 4.0（40タイプ），φ4.7 / 0.7 / 5.5（55タイプ）

医療機器認証番号
マグフィット IP-BR ：21500BZZ00202000
マグフィット IP-BRS：21500BZZ00204000
マグフィット IP-DXC：21500BZZ00443000

材質
・キーパースクリュー：AUM20
ただしキーパーの表面は耐磨耗性を向上させるため TiN コーティングが施されている．
・アバットメントリング部：Ti

インプラント適合品番
・ブローネマルク：レギュラープラットホーム Ø3.75・4.0
・3i：スタンダードインプラント Ø3.75・4.0
・ENDOPORE：No.01B-7I1-12I2
・Restore：RBM インプラント Ø3.75・4.0
その他ブローネマルクと互換性のあるインプラント

推奨締め付けトルク
・25～30N・cm

工具
・キーパーの締め付けには専用工具が必要．

[マグフィット IP - I（ITIインプラントに対応，図46b）]

基本性能

磁石構造体	14タイプ	30タイプ	45タイプ
フラットタイプ Flat type IP-DXFL	IP-IFD14	IP-IFD30	IP-IFD45
吸引力		750gf	
クッションタイプ Cushion type IP-MCS	IP-ISN14	IP-ISN30	IP-ISN45
吸引力		700gf	

キーパー φ4.7 / 1.4（14タイプ），φ4.7 / 3.0（30タイプ），φ4.7 / 4.5（45タイプ）

磁石構造体	14タイプ	30タイプ	45タイプ
ドームタイプ Dome type IP-MCD	IP-IDD14	IP-IDD30	IP-IDD45
吸引力		600gf	

キーパー φ4.7 / 1.6（14タイプ），φ4.7 / 3.2（30タイプ），φ4.7 / 4.7（45タイプ）

医療機器認証番号
マグフィット IP-IT2 ：21500BZZ00692000
マグフィット IP-ITS2：21500BZZ00693000
マグフィット DXC ：21500BZZ00443000

材質
・キーパー：AUM20
ただしキーパーの表面は耐磨耗性を向上させるため TiN コーティングが施されている．
・リング部：Ti

インプラント適合品番
・ITI：充実スクリューインプラント
／No.043.030S・035S・043.131S-135S・043.230S-234S（SLA）
・MYTIS：OZ
／No.B3308（H）-B4012（H）
・PARAGON Swiss Plus：φ4.8mm
　Dプラットフォーム
／No.SPB8-14・SPWB8-14・OPB8-14・OPWB8-14

推奨締め付けトルク
・25～30N・cm

工具
・キーパーの締め付けには専用工具が必要．

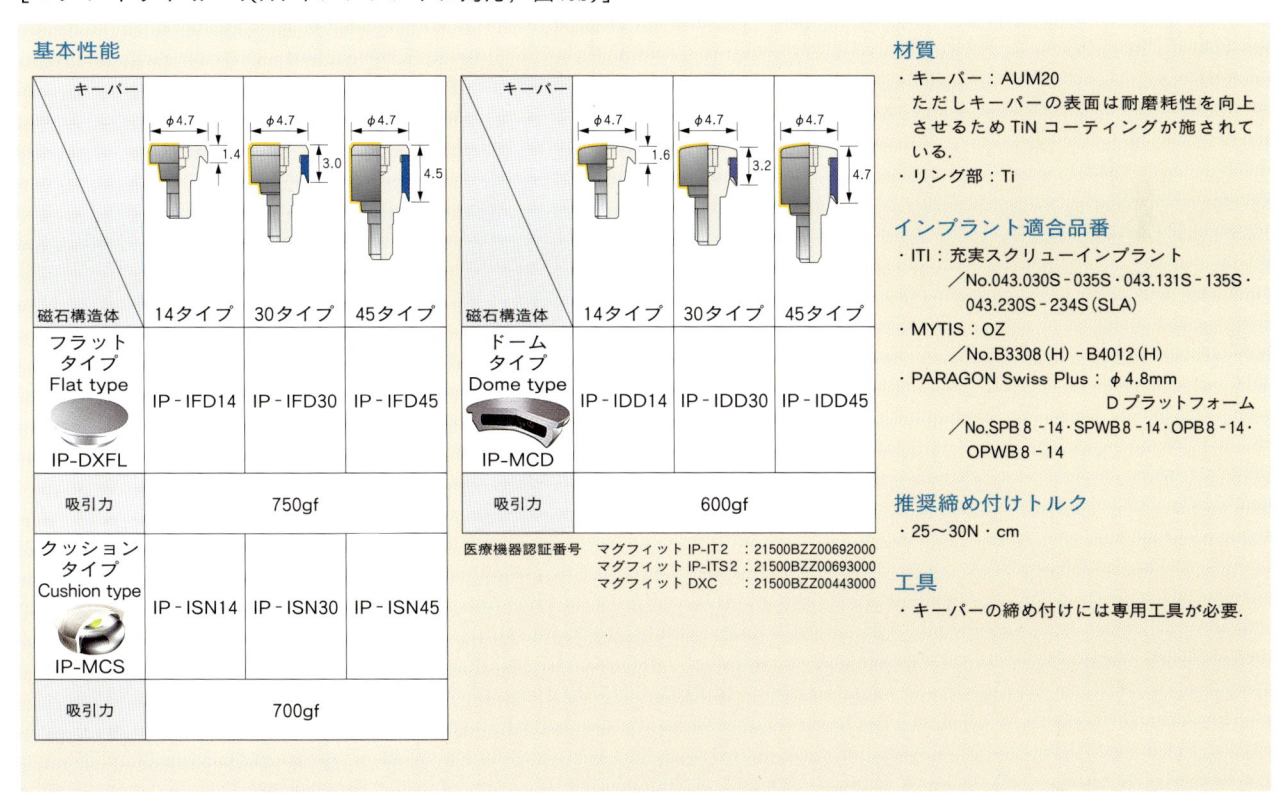

図46a-f　インプラント用のキーパーのパーツ．ブローネマルク，ITI，フリアリット2，リプレイスセレクト，アストラテック，POI の各インプラントに利用できるものが提供されている（愛知製鋼製）．

［マグフィット IP - F（フリアリット2インプラントに対応，図46c）］

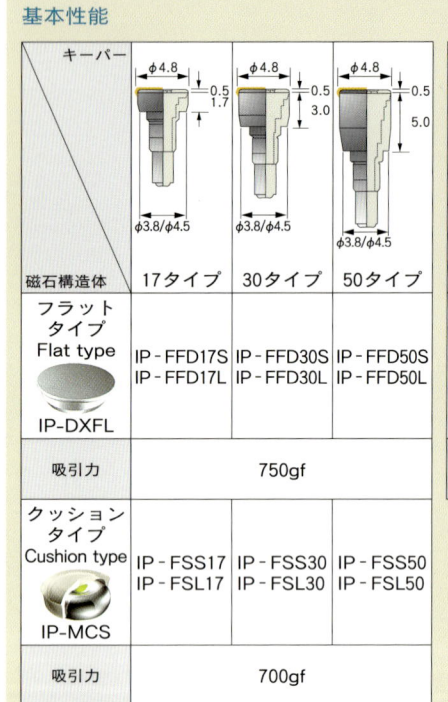

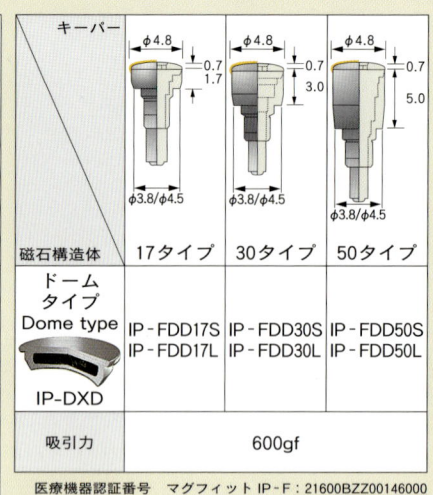

基本性能

キーパー	17タイプ	30タイプ	50タイプ	キーパー	17タイプ	30タイプ	50タイプ
磁石構造体	φ4.8 / φ3.8/φ4.5 / 0.5 / 1.7	φ4.8 / φ3.8/φ4.5 / 0.5 / 3.0	φ4.8 / φ3.8/φ4.5 / 0.5 / 5.0	磁石構造体	φ4.8 / φ3.8/φ4.5 / 0.7 / 1.7	φ4.8 / φ3.8/φ4.5 / 0.7 / 3.0	φ4.8 / φ3.8/φ4.5 / 0.7 / 5.0
フラットタイプ Flat type IP-DXFL	IP-FFD17S IP-FFD17L	IP-FFD30S IP-FFD30L	IP-FFD50S IP-FFD50L	ドームタイプ Dome type IP-DXD	IP-FDD17S IP-FDD17L	IP-FDD30S IP-FDD30L	IP-FDD50S IP-FDD50L
吸引力	750gf			吸引力	600gf		
クッションタイプ Cushion type IP-MCS	IP-FSS17 IP-FSL17	IP-FSS30 IP-FSL30	IP-FSS50 IP-FSL50				
吸引力	700gf						

医療機器認証番号　マグフィット IP-F：21600BZZ00146000

材質
- キーパー：AUM20
  ただしキーパーの表面は耐磨耗性を向上させるため TiN コーティングが施されている．
- アバットメントリング部：Ti

インプラント適合品番
- フリアリット2：D4.5・3.8mm タイプ
  ステップシリンダー／
  ステップスクリュー

推奨締め付けトルク
- 20〜25N・cm

工具
- キーパーの締め付けには専用工具が必要．

［マグフィット IP - V（リプレイスセレクトインプラントに対応，図46d）］

基本性能

キーパー	30タイプ（標準）	40タイプ	55タイプ	キーパー	30タイプ（標準）	40タイプ	55タイプ
磁石構造体	φ4.7 / 0.5 / 3.0	φ4.7 / 0.5 / 4.0	φ4.7 / 0.5 / 5.5	磁石構造体	φ4.7 / 0.7 / 3.0	φ4.7 / 0.7 / 4.0	φ4.7 / 0.7 / 5.5
フラットタイプ Flat type IP-DXFL	IP-VFD30	IP-VFD40	IP-VFD55	ドームタイプ Dome type IP-DXD	IP-VDD30	IP-VDD40	IP-VDD55
吸引力	750gf			吸引力	600gf		

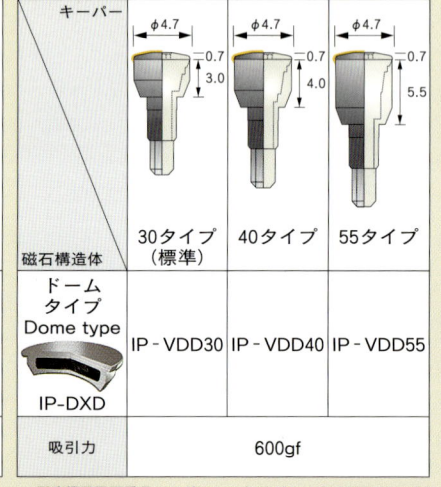

医療機器認証番号　マグフィット IP-V：21500BZZ00522000
　　　　　　　　　マグフィット DXC：21500BZZ00443000

材質
- キーパースクリュー：AUM20
  ただしキーパーの表面は耐磨耗性を向上させるため TiN コーティングが施されている．
- アバットメントリング部：Ti

インプラント適合品番
- リプレイスセルクトストレート／テーパード
- レギュラープラットホーム Ø4.3

推奨締め付けトルク
- 25〜30N・cm

工具
- キーパーの締め付けには専用工具が必要．

[マグインプラント I（アストラテックインプラントに対応，図46e）]

基本性能

磁石構造体	Sタイプ	Mタイプ	Lタイプ
フラットタイプ Flat type IP-DXFL	IP-AFD-S	IP-AFD-M	IP-AFD-L
ドームタイプ Dome type IP-DXD	IP-ADD-S	IP-ADD-M	IP-ADD-L
吸引力	750gf		600gf

キーパー φ4.7
Sタイプ：1.0/2.3（左 Micro Thread 4.0ST組付時）、1.2/2.7（右 Micro Thread 4.5ST/5.0ST組付時）
Mタイプ：2.5/3.8、2.7/4.0
Lタイプ：4.0/5.3、4.2/5.5

※フィクスチャーから吸着面の頂点までの高さの表示について
左の数値 Micro Thread 4.0ST に組付時
右の数値 Micro Thread 4.5ST/5.0ST に組付時

材質
・キーパー：AUM20
ただしキーパーの表面は耐磨耗性を向上させるため TiN コーティングが施されている．

インプラント適合品番
・アストラテックインプラント：
Micro Thread 4.0ST／4.5ST／5.0ST

推奨締め付けトルク
・25〜30N・cm

工具
・アストラテックインプラントの工具を使用できる．

医療機器認証番号　マグインプラント I：21400BZZ00137000
　　　　　　　　　マグフィット DXC：21500BZZ00443000

[マグフィット IP-K（POI インプラントに対応，図46f）]

基本性能

キーパー φ4.7　キーパースクリュー　1.8　アバットメントリング

磁石構造体	フラットタイプ Flat type IP-KFD	クッションタイプ Cushion type IP-KS	ドームタイプ Dome type IP-KDD
吸引力	750gf	700gf	600gf

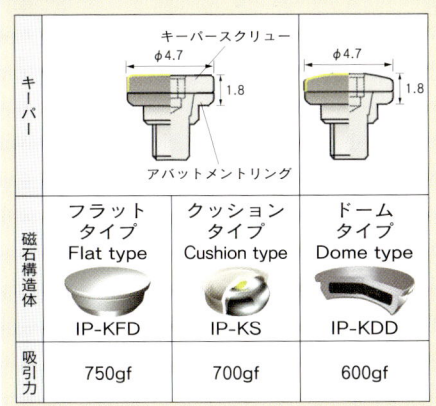

医療機器認証番号　マグフィット IP-K ：21500BZZ00352000
　　　　　　　　　マグフィット IP-KS：21500BZZ00353000
　　　　　　　　　マグフィット DXC ：21500BZZ00443000

材質
・キーパースクリュー：AUM20
ただしキーパーの表面は耐磨耗性を向上させるため TiN コーティングが施されている．
・アバットメントリング部：Ti

インプラント適合品番
・POI システムの 2 ピースフィクスチャーに直接連結して使用する．なお，3 ピースフィクスチャーには POI システムのアバットメントを別途購入する必要がある．

推奨締め付けトルク
・25〜30N・cm

工具
・スクリューの固定には，JIS 規格1.3mm 六カクレンチが必要．

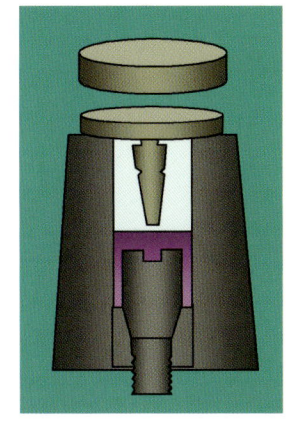

図47　カスタムアバットメントの断面図（Hong JM 2005. 文献 3 より引用）．

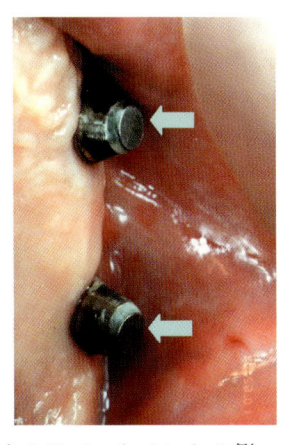

図48　カスタムアバットメントの例．矢印部分がルートキーパー（Hong JM 2005. 文献 3 より引用）．

知ってる？ どうする？ 12

磁性アタッチメントのインプラントへの応用：
単独で使用するか，連結して使用するか？

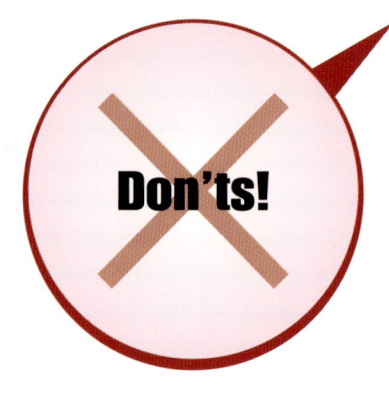

単独の支台として利用する

Don'ts!

　複数のインプラントを支台としたオーバーデンチャーにおいて，磁性アタッチメントを利用する場合には，つねに「単独の支台」として使用しなければならないとは限らない．
　とくに，
①インプラントが互いに平行ではなく，傾斜している場合（図49）
②上顎の症例などで，インプラントの埋入部位の骨質が脆弱な場合
には，むしろ，インプラントをバー構造で連結し，その中にキーパーを組み込むことが勧められる．

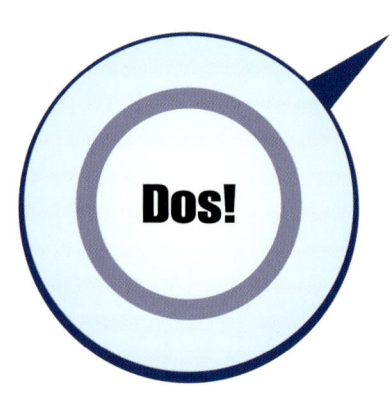

バーで連結し，その中にキーパーを組み込むことも考える

Dos!

　「バーで連結し，その中にキーパーを組み込む」場合（図50, 51）には，
①バーならびに磁石構造体が義歯床内部に収納できるだけのデンチャースペースがある
②インプラント間を回転軸とした義歯の動きとの関係を考慮する
③バー下部に軟組織が増殖して清掃が困難にならないようにする
ことが大切である．

解説　単独か，連結か？

インプラントが互いに平行でなく，傾斜して埋入された場合（図49），単独で使用するか，あるいは角度を補正するアバットメントを用いて上部構造の着脱方向に合わせることができる．パーツなどで補正できる範囲を超えていたり，三次元的にねじれ位置関係にあったりする場合には，バーなどの中間構造で連結し，連結部を上部構造に利用することを考えるべきである（図50, 51）．

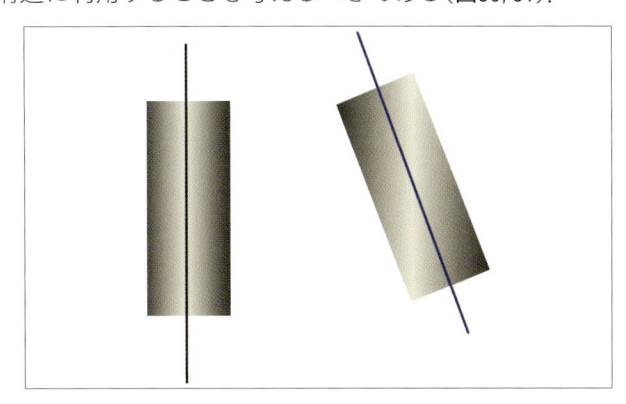

図49　インプラントが互いに平行でなく，傾斜して埋入される場合は，骨内部の骨質の影響などで生じやすい．

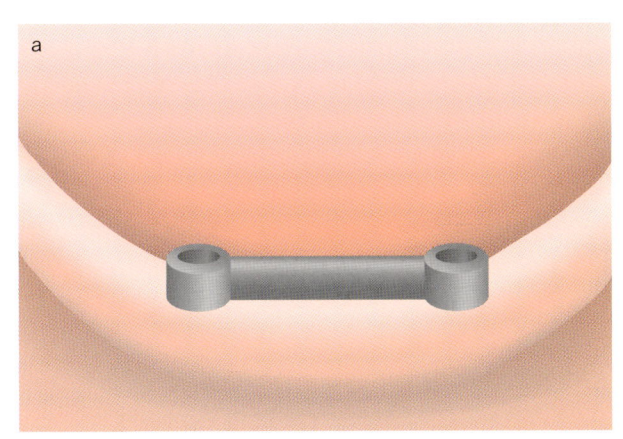

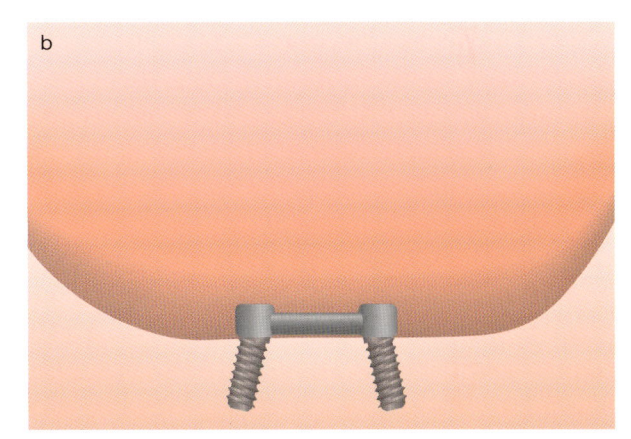

図50a, b　埋入されたインプラントが互いに傾斜していて，単独で使用することが困難な場合には，バーで連結して使用することを考える．

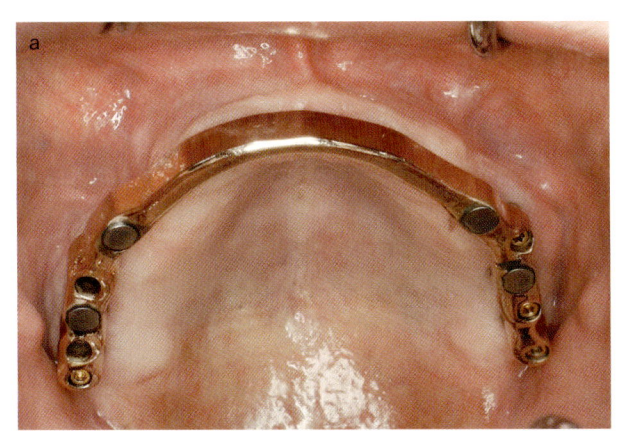

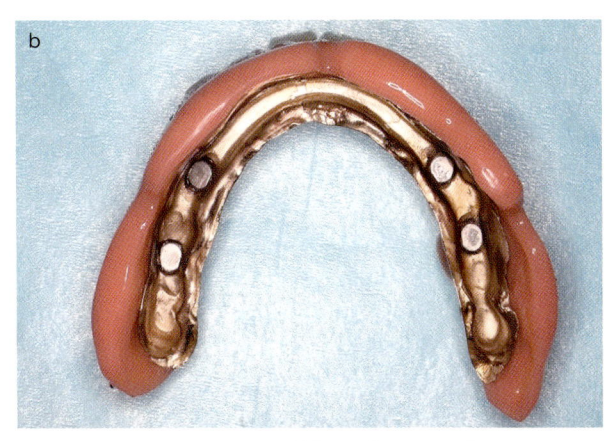

図51a, b　上顎骨のように骨質が脆弱な場合には，インプラントを連結して利用する．ここでは両側の6本のインプラントをバーで連結し（a），これにキーパーをコンポジットレジンで埋め込んで，磁性アタッチメントによる可撤性上部構造の維持とした（b）．

知ってる？ どうする？ 13

キーパーの設定：すでに他の支台またはインプラントがある場合は？

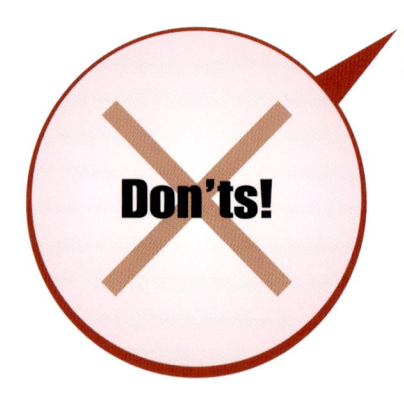

個々の支台の方向に合わせて設定する

Don'ts!

　キーパーをどの方向に設定するかは維持力の発現にかかわる重要な問題で「キーパーを着脱方向に対して垂直」に設定した場合に，磁性アタッチメントは最大限の維持力を発揮することになる（7頁図3参照）．義歯の着脱方向を決定する場合には，研究用模型をサベイヤに装着して考えてみる必要がある．また，義歯の着脱方向をガイドプレーンを設定して一方向に規制することで，最小限度の維持力で義歯が機能時に維持できることにつながる（図52）．

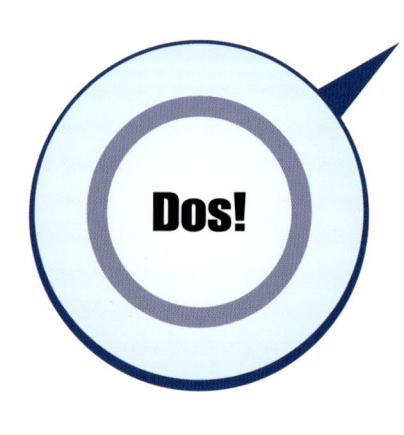

義歯の着脱方向を考慮した工夫をする

Dos!

　「もっとも維持力が必要と考えられる方向に対して垂直にする（図53）」ことが大切であり，キーパー面を咬合平面と平行に設定しなければならないわけではない（図54）．
　また，複数の支台が存在し，それらの支台が互いに角度を有している場合には，
①コーピングの製作時に着脱方向にキーパーが垂直になるようにする
②SX（セルフアジャスティングタイプ）では互いに16°までの傾きが許されることを利用する
③バーで連結して，そこにキーパーを組み込むことで①を達成する
などの対応が可能になる．

解説　他の支台が存在する場合のキーパーの設定

「知ってる？　どうする？　①（7頁参照）」でも述べたように，磁性アタッチメントの維持力が最大となるのはキーパーの面が義歯の着脱方向と直角をなす場合である．そこで他の支台歯，あるいはインプラント支台に義歯の着脱方向を規制する要素（たとえばガイドプレーンなど）がある場合には，その着脱方向に直行するようにキーパーの平面を設定するように考える．

ガイドプレーン（guiding plane）の意義（図52 - 54）

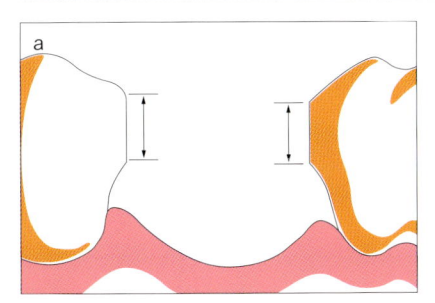

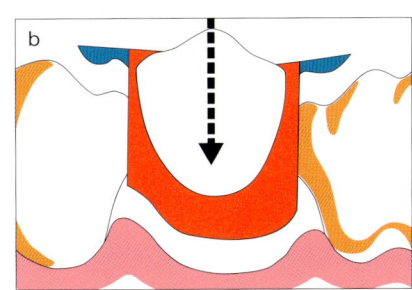

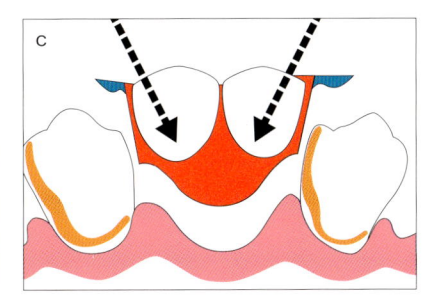

図52a-c　ガイドプレーンは，支台歯の欠損部隣接面に設定する義歯の着脱方向と平行に形成する面である(a)．ガイドプレーンは着脱時のみでなく，機能時の義歯の動きを抑制する効果がある(b)．それによって最小限度の維持ですむようになるが，ガイドプレーンがない場合には，さまざまな方向に脱離する可能性があり，より多くの維持要素が必要になる(c)（Davenport ら 1988. 文献7より改変引用）．

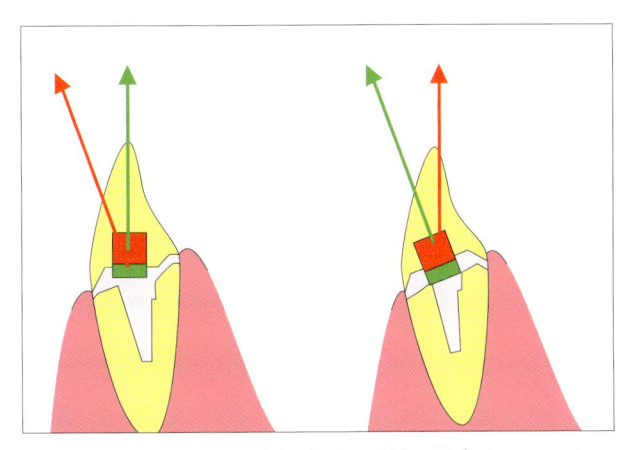

図53　キーパーの面を咬合平面と平行に設定するか，あるいは歯軸に直交するように設定するかについては，いずれも着脱方向に垂直（緑矢印）のときに維持は最大になるが，そうでない場合には維持力が低下することに注意する（藍ら1994[12]）．

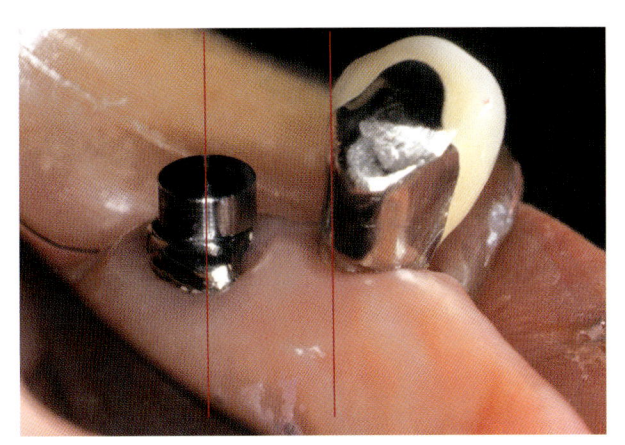

図54　すでに他の支台歯が口腔内に存在する場合には，そのガイドプレーンに直交するようにキーパーの面を設定する．

知ってる？ どうする？ 14

キーパーの設定：複数のキーパーを設定する場合の注意点は？

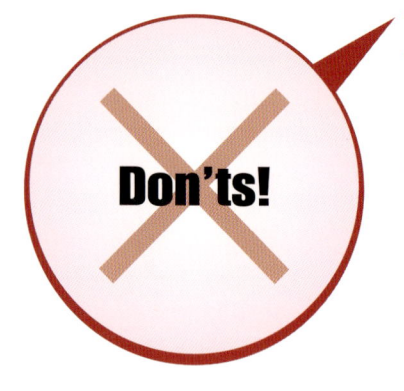

Don'ts!

できるだけ多くの磁性アタッチメントを装着する

　臨床において複数のアタッチメントを用いた場合，その維持力は必ずしも比例して増加するとは限らない．アタッチメントによっては，維持力が著しく増加するものと，逆に減少するものがある．前者の例はスタッドタイプのアタッチメントで，それぞれの支台が互いに平行ではない場合や，また，メールの軸壁部分の高さが高いと維持力は急激に増加し，機能時・着脱時にオーバーロードとなる可能性もある．磁性アタッチメントは後者に属するが，すべてのアタッチメント部位でキーパーと磁石構造体とに間隙を生じないように装着することが難しいため，ならびに相対的に傾斜方向に着脱することになるアタッチメントにおいて維持力が低下するためである(図55)．

　なお，どれだけの維持力があればよいのかについて根拠となる論文やデータは少ないが，患者の満足度からは700gf〜1kgfあれば機能的には十分であると考えることができる．

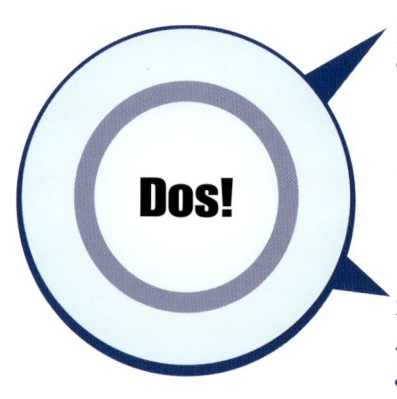

Dos!

着脱方向との関係を考える

　いずれのアタッチメントにおいても，本来の機能が発揮されるようにするためには，着脱方向に対して軸壁が平行になるように設定されなければならない．

着脱時の角度の変化を許容できるアタッチメントを使用する

　磁性アタッチメントにおいても，ドームやセルフアジャスティングなど回転を許容するタイプのものがあり(32,33頁図43,44参照)，これらを用いることで，着脱方向が傾斜しても維持力の低下を少なくすることが可能になる．

解説 複数のキーパーと維持力の関係：必ずしも比例して増加しないわけは？

複数のキーパーが同一歯列内に存在する場合，一方向に脱離が生じたときには，それらが互いに同一平面かつ着脱方向に垂直に設定されていても，脱離力は垂直ではなく傾斜することになる（7頁図3参照）．したがって，個々のキーパーにおける維持力は脱離力の作用する点から距離が大きくなるにつれて小さくなる（図55）．このことが複数の磁性アタッチメントを設定しても維持力は数に比例して増加しないことの原因のひとつとなっている．

複数のキーパーによる維持力増加の効果を得る方法としては，沈下・回転を許容するSX（セルフアジャスティングタイプ）の使用が効果的である（32, 33頁図43, 44参照）．

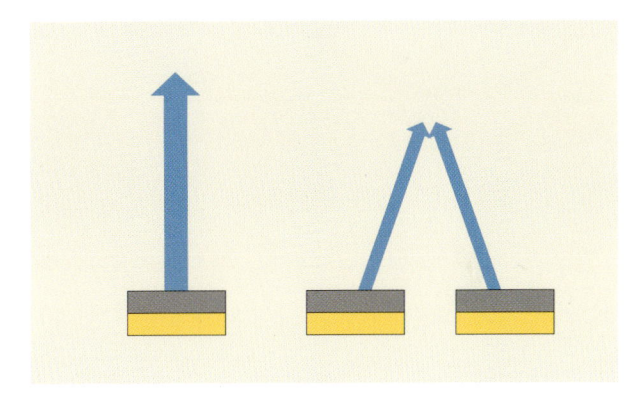

図55　単独のキーパーの場合には，脱離力がその中央に垂直に作用すれば最大の維持力が発揮されるが，複数のキーパーに対してキーパーから離れた位置に脱離力が作用すれば，その維持力は傾斜方向の脱離に対する維持力となり，その大きさは小さくなる（7頁図3参照）．

解説 複数のキーパーを設定することの利点

複数のキーパーを設定しても全体としての維持力の増加を期待することはできないが，それぞれのキーパーに接近した部位における脱離力には有効にはたらくことが期待できる．したがって，義歯の移動・回転などを抑制して安定させる利点は大きいといえる．

コラム アタッチメント間の距離と維持力の関係

Doukasら（2008）[13]は，2本のインプラントに設定したアタッチメントの維持力が6か月間の使用によってどのように変化するか，さらにインプラント間の距離によってどのように変化するかについて，その実験結果を報告している．それによれば，磁性アタッチメント以外のアタッチメントはすべて6か月の使用によって維持力が低下するが，磁性アタッチメントではほとんど変化しないことが明らかになっている（表2）．このことは，長期の使用によっても維持力が変化しない磁性アタッチメントの特徴を表している．

表2　各インプラント間距離および各アタッチメントにおける平均維持力の減少率（％）．

アタッチメント	インプラント間距離		
	19mm	23mm	29mm
White clips	61%	60%	60%
Yellow clips	54%	41.5%	42%
Red clips	54%	50%	26%
Ball/sockets	32%	40%	50%
Magnets	1.7%	5.3%	2.3%

知ってる？ どうする？ 15

キーパーの設定：MRIの検査を受ける可能性がある症例には？

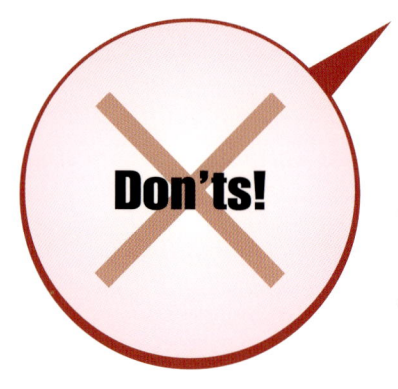

磁性アタッチメントは使用しない

Don'ts!

　MRIの検査を受ける可能性が高い症例において，「磁性アタッチメントは使用しない」ほうがよいのではと考えられることがあるが，
①キーパーのみの影響は小さい（キーパーを中心にゴルフボール大程度の範囲の画像が影響を受ける）
②下顎にキーパーが設定されている場合には，脳底部付近の検査には影響しない
ことから，磁性アタッチメントを使用できる場合も多い（図56）．
　なお，磁性アタッチメントを使用している患者から相談を受けたときに，キーパーを外すことにした場合は，次のように対応する．
①インプラントのキーパーリングであれば，それよりも高さの低いヒーリングアバットメントに交換することで対処できる．
②天然支台でメタルコーピングにキーパーが組み込まれている場合は，コーピング全体を撤去する必要はない．この場合，キーパー部分をバーで2分割すれば，簡単に取り外せる．また，検査後にはその部分を少し拡大すれば，新たなキーパーを接着性レジンで固定することもできる（図57）．

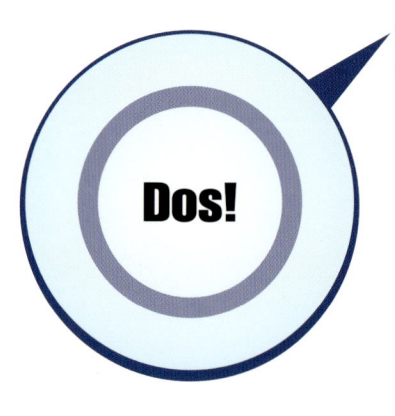

磁場の影響範囲を考慮して判断する

Dos!

　上顎に対して磁性アタッチメントを適応する場合で，MRI検査においても影響を与えないようにする場合には，「磁場の影響範囲を考慮」した設計が必要になる．インプラントの場合には前述のような対策で対応できるが，天然支台の場合には，取り外し可能なキーパーシステム（マグフィットDX，リムーブキーパーなど）を利用することで対応できる（表3，図58, 59）．

キーパーのMRI像への影響と対策（図56, 57）

図56　キーパーあり／キーパーなし

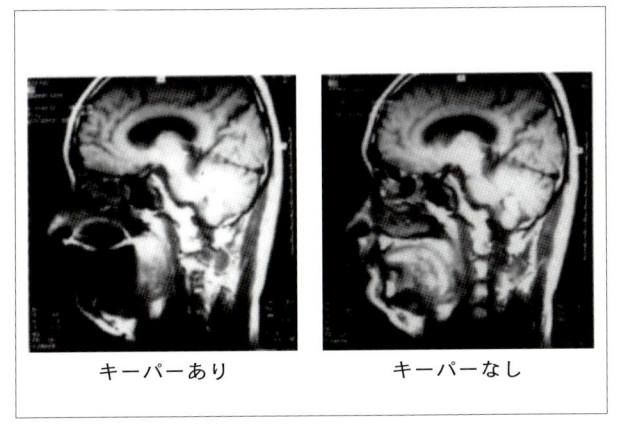

図56　キーパーも磁性を帯びる可能性があるが，そのMRI像への影響は限られている．とくに下顎では影響は少ないが，検査目的によっては撤去が必要になる．

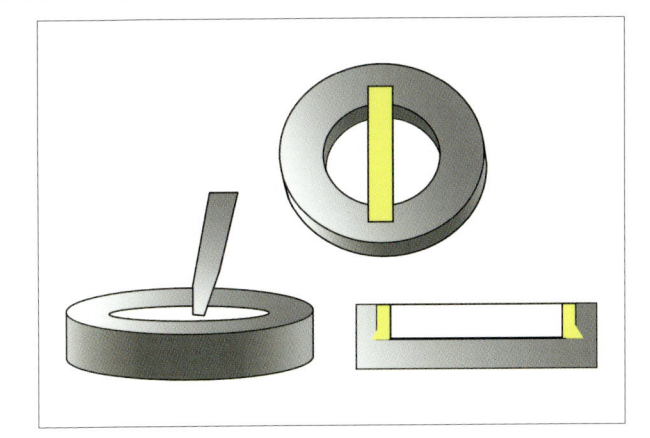

図57　メタルコーピング内に固定されているキーパーも，ダイヤモンドポイントで縦にスリット入れるようにすれば，コーピングに鋳接しているわけではないので，分離して外すことができる．撮影後は，両サイドのみを少し削除して，アンダーカットを付与し，コンポジットレジンで同じ厚みのキーパーを固定することができる．

マグフィットDX，リムーブキーパーの特性（表3，図58, 59）

表3　マグフィットDX，リムーブキーパーの基本性能．

吸引力			600gf
漏洩磁場			0.003T
寸法	磁石構造体	高径	1.2mm
		最外径	4.5×4.0mm
	キーパー　一式	仕上げ後高径	0.8mm
		吸着面径	Ø3.6mm
		最外径	Ø4.0mm

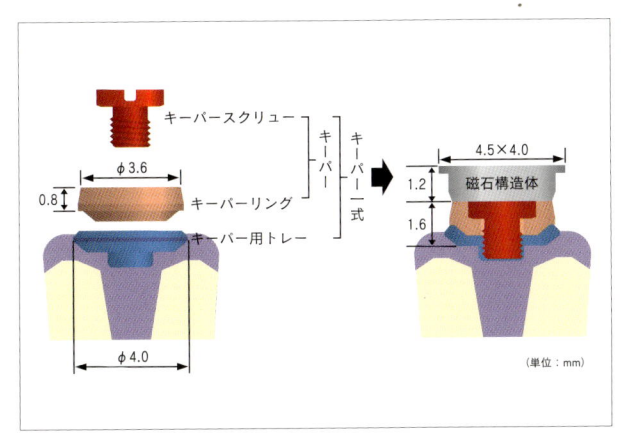

図58　マグフィットDX，リムーブキーパーの構造および材質．

- 支台歯の形成を凹面状（直径約4.0mm）にすると吸着面を低くすることができる．
- クリアランスは約5.0mm以上が適当．
- キーパーを鋳造する際には，専用の鋳造治具を使用する．

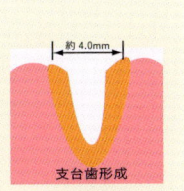

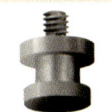

図59　マグフィットDX，リムーブキーパーの使用上の注意．

知ってる？　どうする？　16

磁石構造体の義歯への固定法：どの時期に？どのようにして？

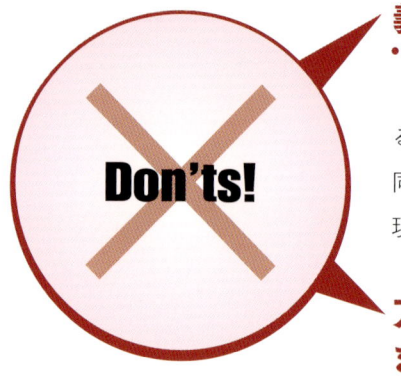

Don'ts!

義歯装着時に装着する

後述するように，新義歯装着直後には顎堤粘膜が変化して義歯床が沈下する，いわゆる「義歯床のセトリング現象」が生じる．したがって，義歯装着と同時に磁石構造体を義歯床に組み込むと，アタッチメント部でのロッキング現象を生じる可能性がある．

アンダーカットをつかまないよう，完全硬化するまでに義歯を撤去して確かめる

直接法で磁石構造体を義歯床に装着する操作の際「アンダーカットをつかまないよう，完全硬化までに一度義歯を撤去すること」が多く行われている．これはテンポラリークラウンの製作・調整時に，レジンの収縮やアンダーカットにレジンが入ることで撤去が困難になった経験が誰しも少なからずあるからである．では常温重合レジンの収縮で磁石構造体がキーパーから持ち上がり，間隙を生じさせる可能性があるのだろうか．実はレジンの収縮力は磁性アタッチメントの維持力に比べはるかに小さく，むしろ硬化完了前の撤去により変形させてしまうことが維持力低下の原因となっている．

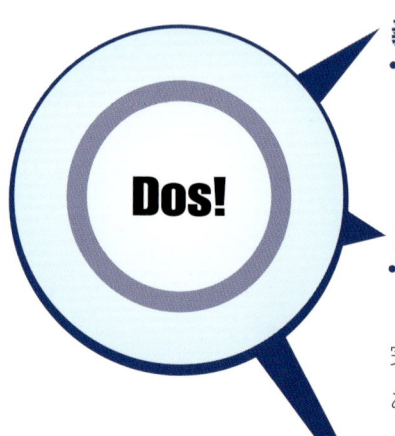

Dos!

義歯の沈下（セトリング）が収まってから装着する

新義歯を装着してから磁石構造体なしで2週間程度使用してもらい，セトリングが安定してからチェアサイドで取り付ける．

レジンの完全硬化まで口腔内で保持する

直接法で磁石構造体を義歯床に装着する操作の際のポイントは「レジンの完全硬化まで口腔内で保持すること」にある．その理由は，前述のとおりである．では，それをするために「決してアンダーカットをつかんでいない」という確証がなければならない．

SXを用いて義歯製作時に組み込む

SX（セルフアジャスティングタイプ）は，磁石構造体の垂直的ならびに回転の許容性があり，義歯床のセトリングをも補償できるので，新義歯装着時から使用できる．したがって，義歯製作時に磁石構造体を組むことも可能である．

解説　義歯装着後に生じるセトリング(settling)現象とは

　新しく有床義歯を装着すると，通常は印象時の粘膜面になるまで時間を要するとともに，機能圧が加わると短期間のうちにさらに沈下し，その後は比較的安定した状態になることが報告されている(腰原 1982[14])．このことを，義歯床の収まり現象(セトリング)とよんでいる(図60, 61)．したがって，口腔内でアタッチメントのパーツを装着する場合，あるいは微細な義歯の咬合調整を行う場合には，この状態が落ち着いた2週間後以降にするべきであるとされている．

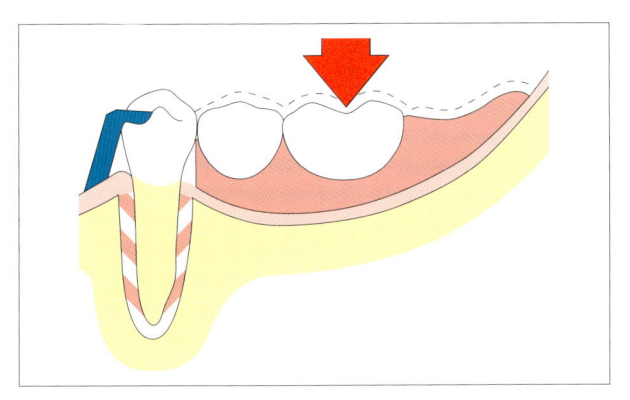

図60　義歯床のセトリングとは，義歯を装着した後，粘膜が圧縮されて義歯が沈下することを意味している．

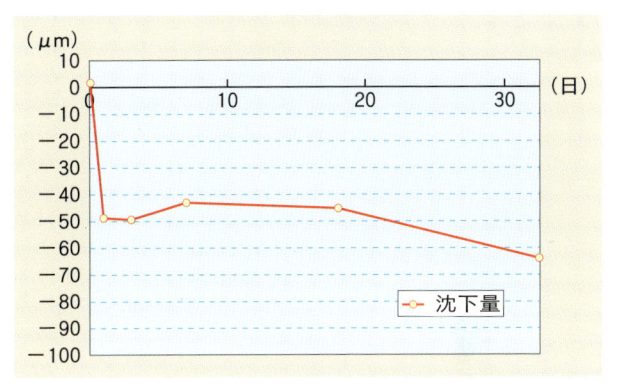

図61　義歯装着後の床の粘膜への沈み込み(遊離端義歯装着から30日の経過)．腰原(1982)[14]は遊離端症例において長期に継続した計測を行い，この現象を定量的に明らかにした．

解説　直接法で磁石構造体を義歯床に固定する場合の注意点は？

　口腔内で直接，常温重合レジンを使用して磁石構造体を義歯床に固定する場合の注意点は，

①支台歯周囲の着脱方向に対するアンダーカット領域をあらかじめブロックアウトする．なお，ブロックアウトに用いる材料としては，親水性の印象材(寒天やシリコーン)，あるいはワセリンなどを用いる

②ブロックアウトしたら，まず義歯床の内面をくり抜いた状態で，一度義歯を試適して所定の位置に義歯が戻るかを確かめる

③余剰のレジンがその領域に流れ込まないようにレジンの逃げ道(遁路)を作る

④磁石構造体の表面処理をした常温重合レジンを盛る

⑤完全硬化するまで同じ状態を10分以上保持する

ことである．これらの操作が重要になる(図62)．

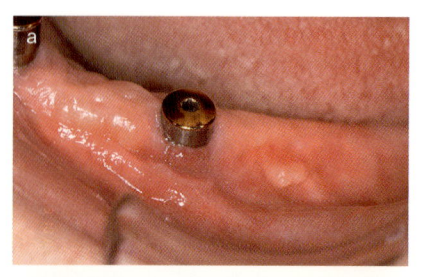

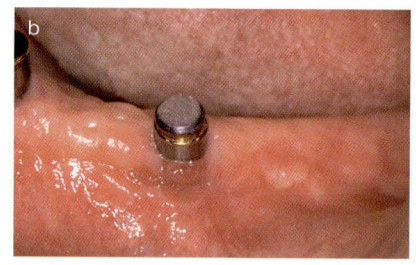

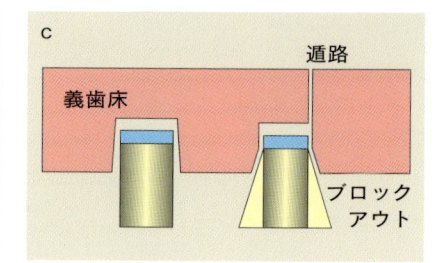

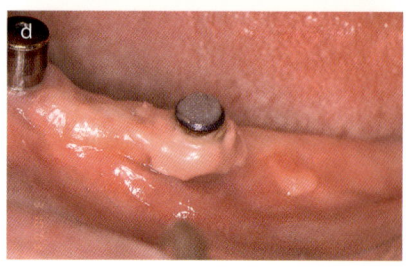

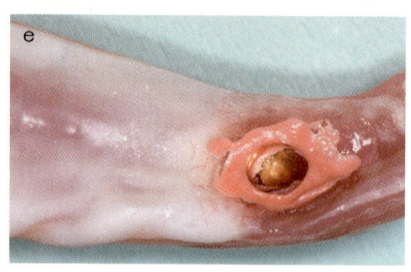

図62a-e　インプラントのキーパースクリューに対して口腔内で磁石構造体を装着する場合(a)，表面処理をした後に磁石構造体をキーパー上に設定する(b)．印象材などでアバットメント周囲のアンダーカットを取り除き，硬化する前にその上から義歯床を一度装着して所定の位置に戻るか確認する(c)．義歯床の磁石構造体を連結部位に接する部位に小さな遁路を設け，常温重合レジンをそのスペースの半分程度満たして義歯を圧接し(d)，所定の位置で固定して硬化完了まで保持する(e)．

コラム　磁石構造体固定時の常温重合レジンの収縮の影響は？

1．レジンの収縮は磁性アタッチメントの維持力に勝るか？

　これまで「磁石構造体をレジン床に固定する際に，常温レジンの収縮によって磁石構造体とキーパーの間に間隙を生じる」のではないかとの考え方があった．われわれの実験結果によれば，常温重合レジン30gを練和して重合されると最大約300gfの収縮力を生じたが(図63)，実際に磁石構造体を固定するのに必要なレジンの量は数gであるため，収縮力により間隙を生じさせる可能性はほとんどないことになる(柳ら 2004[15])．

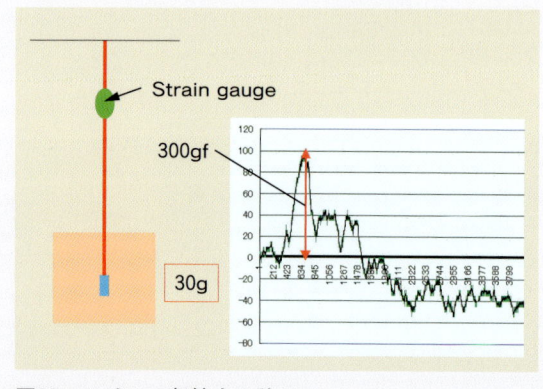

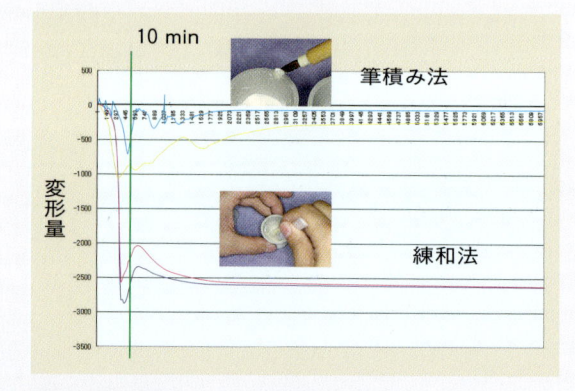

図63　レジンの収縮力の強さ．

図64　常温重合レジンの収縮．

2．いつはずしてよいのか？　常温レジンの収縮変形はいつまで続くか？

　口腔内の操作において，もっとも避けたいことは「アンダーカットにレジンを入れること」である．そのため，テンポラリークラウンの製作のように，常温重合レジンを用いる場合には，最終的に硬化するまでに一度撤去してみて確かめる習慣がついている．しかしながら，図64に示すように，筆積み法，練和法のいずれの方法においてもレジンの収縮は作業開始後10分は継続している．いい換えれば，その間に磁石構造体とともに義歯を撤去すれば変形を許容することにつながり，再び装着しても正確にキーパーと接触する位置に戻るとは限らないことになる．

　したがって，いったん重合操作を開始したら，完全に硬化するまで放置することが大切で，そのためには十分なブロックアウトが前提になる．

解説 間接法による磁石構造体の義歯床への装着

通常磁石構造体とキーパーを正確に接触させるようにするためには，支台のキーパー上に磁石構造体を位置づける直接法がもっとも確実であるといえる．これは，間接法では義歯の重合過程などで歪が生じ，両者の位置関係に狂いが生じる可能性が否定できないからである．

SXの利点：SXの磁性アタッチメントには，垂直的ならびに回転の許容性があり，その利点を活用し，
①間接法において生じるであろう磁石構造体とキーパーの位置関係を補正する
②装着後の義歯のセトリングにともなう位置関係の変化も補正する
ことができる．

臨床テクニック　SXによる義歯の同時製作例

この症例では，義歯の重合時に右側犬歯部ではSXの同時重合を，左側犬歯部ではプラスチックダミーで重合し，後にそれをSXに交換する方法を同時に示している．

1. ルートキーパーを装着したときに，キーパー上面が歯肉縁より約2mmになるように根面形成する(a-c)．

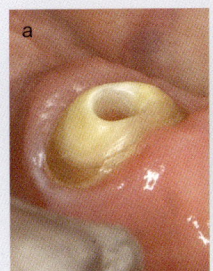

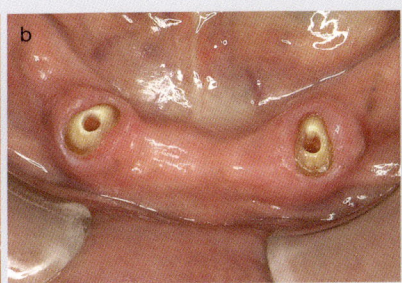

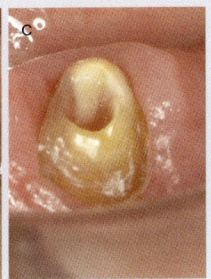

2. 根面部の印象と義歯の印象を同時に採り，作業用模型を作製して，通法どおりに咬合採得，蝋義歯試適を行う(d-f)．

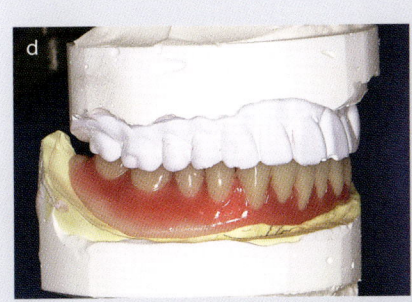

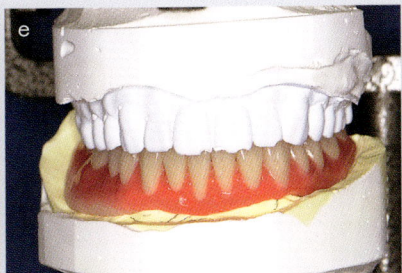

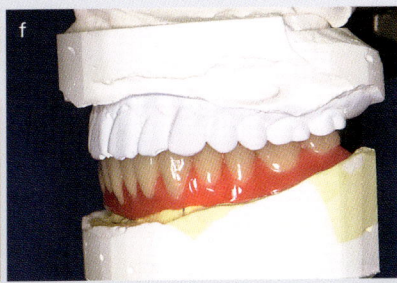

3 シリコーンコアにより，デンチャースペースを確認する(g, h)．

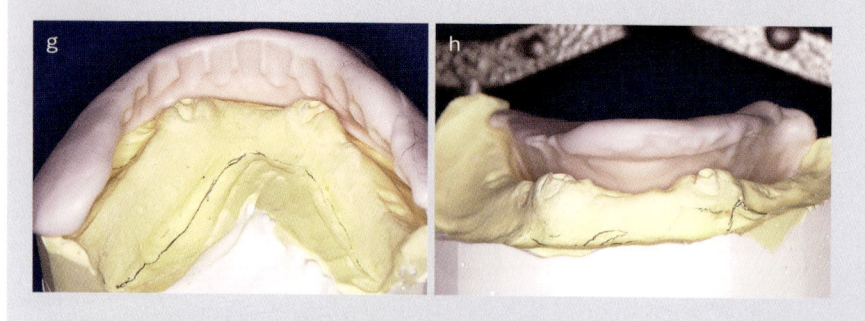

4 ルートキーパー部をトリミングし，トリミング後ガムシリコーンに置き換える(i-k)．

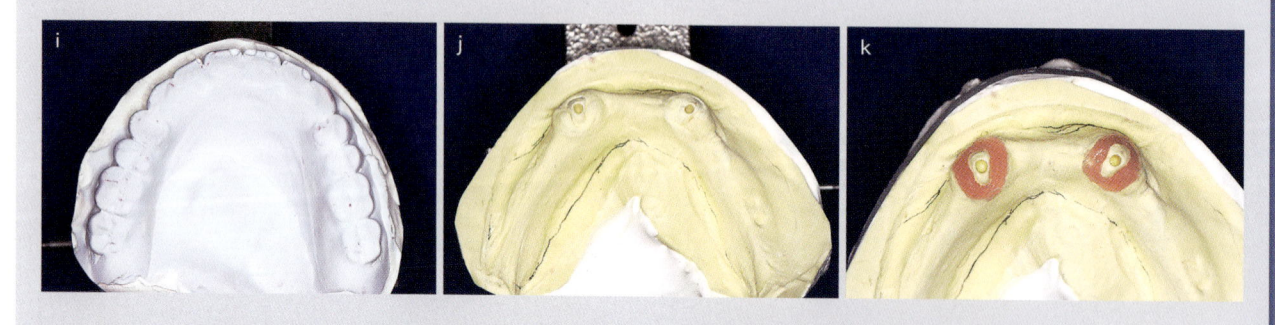

5 ルートキーパーを試適し(l-n)，キーパーの頂上部が歯肉縁より約2 mmになるように，ポスト部を削除する．

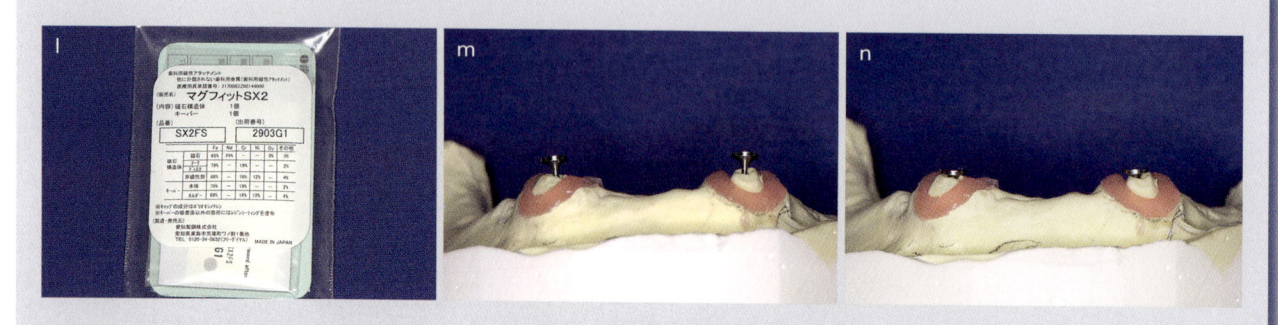

6 ポスト部に接着処理をした後，ポスト部にはレジンコア材を充填し(o)，根面部はハイブリッドセラミックスにより製作し(p)，完全研磨する．

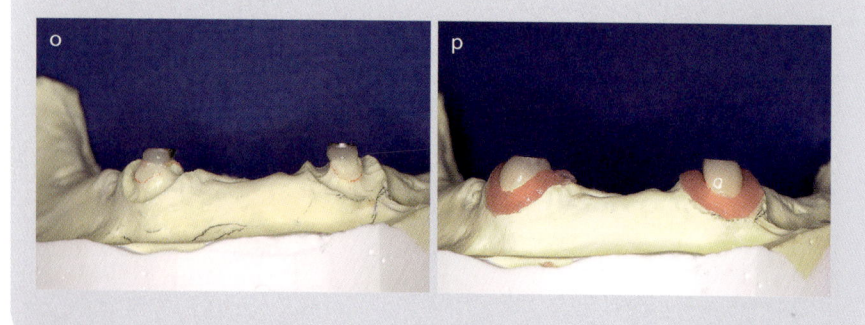

7 人工歯の入るスペースを確保するため，キーパーはやや舌側寄りに設定する(q-s).

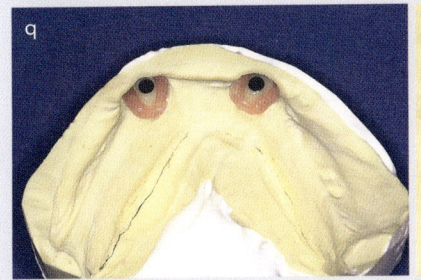

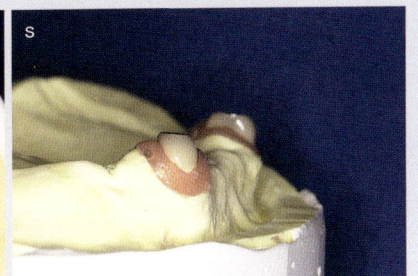

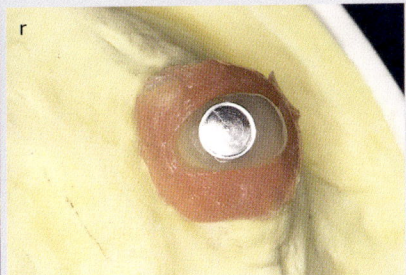

8 磁石構造体周囲のデンチャースペース内に収まっているか確認する(t-v).

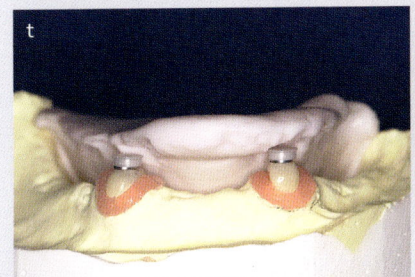

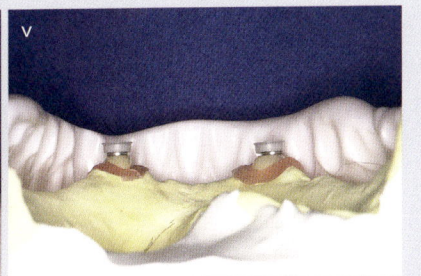

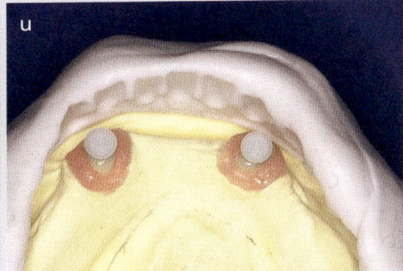

9 脱蝋後，キーパー上にメタルスペーサーを装着した磁石構造体を設置し，根面部をワックスにより義歯沈下分をリリーフするか(w)，プラスチックダミーとメタルワッシャーによりリリーフする(x).

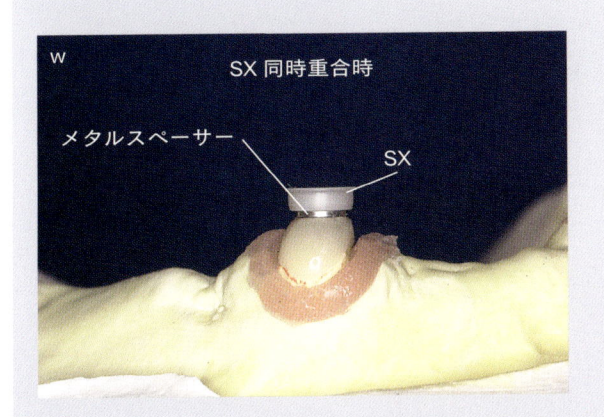

w　SX 同時重合時
メタルスペーサー　SX

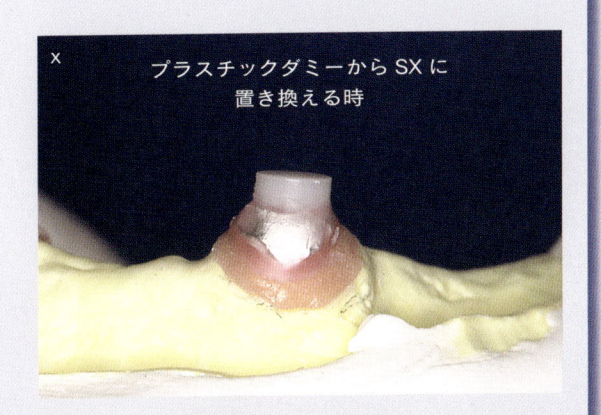

x　プラスチックダミーからSXに置き換える時

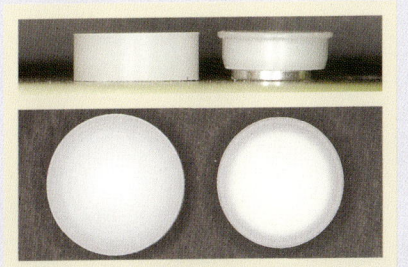

(右図)左：プラスチックダミー，右：磁石構造体＋スペーサー

10 補強構造体を設置する(y).

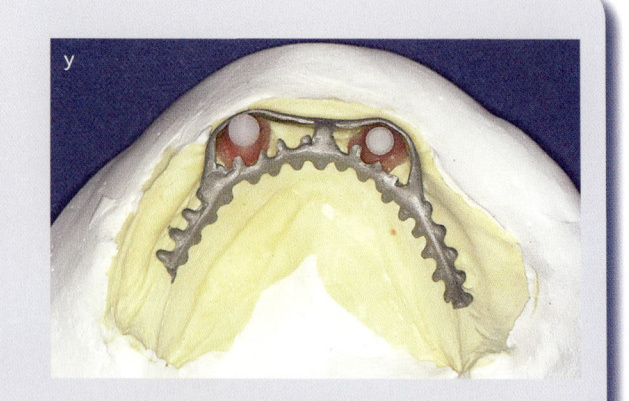

11 通法どおり重合（流し込みレジン）する(z)．aa：磁石構造体同時重合（流し込みレジン使用時のみ）．bb：プラスチックダミー重合（加熱重合および流し込みレジン使用時）．

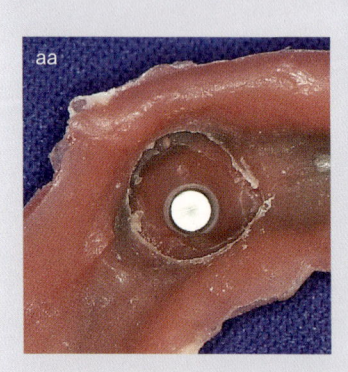

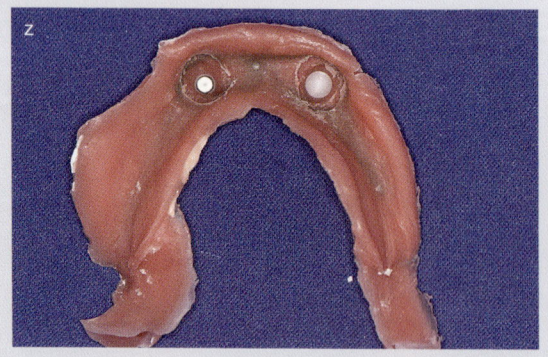

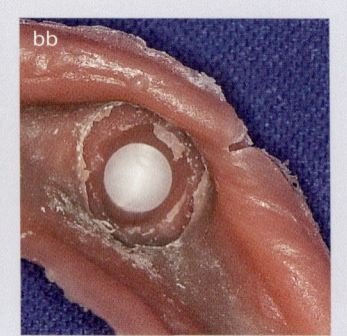

12 プラスチックダミーを削り取り，磁石構造体を即時重合レジンで固定する(cc-gg)．hh：磁石構造体の同時重合，ii：プラスチックダミーからの置き換え．

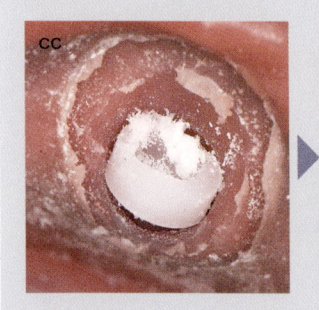

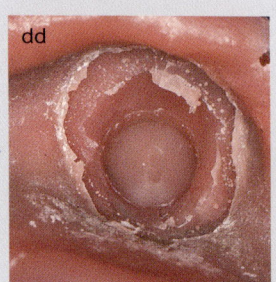

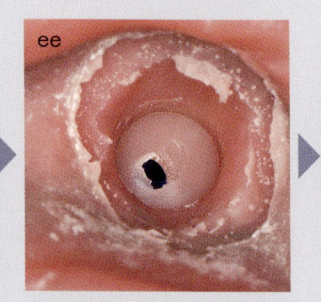

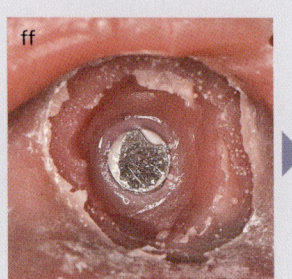

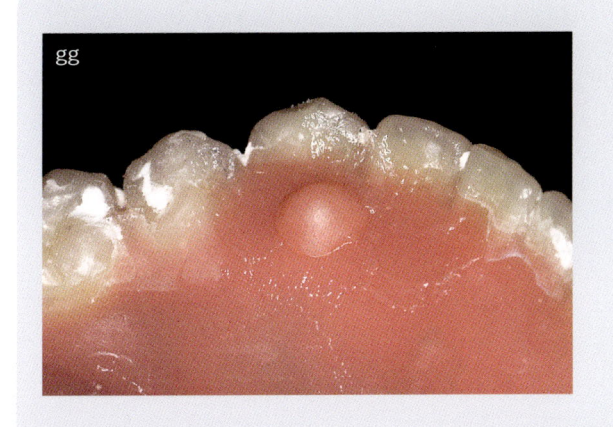

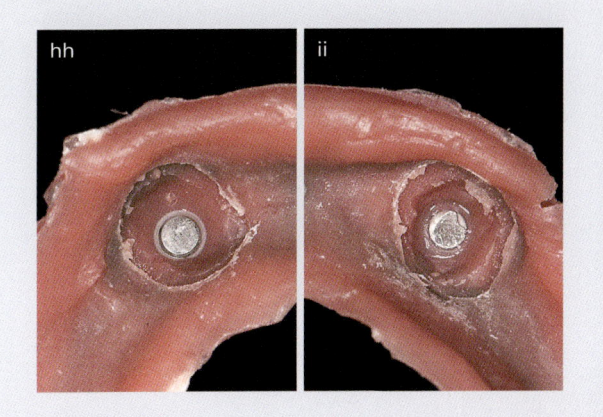

13 磁石構造体周囲の粘膜面の表面は非常に潤沢で，研磨は必要ない(jj)．

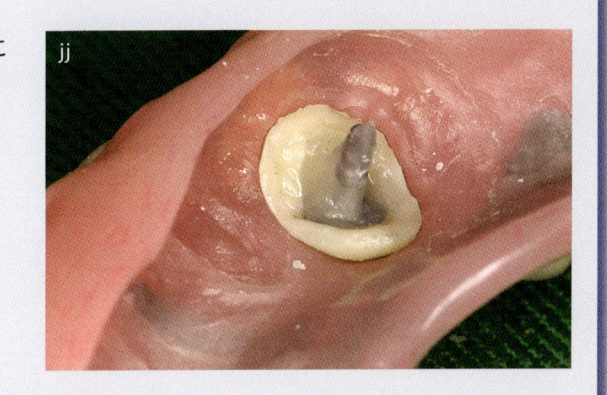

14 義歯研磨面は，通法に従い研磨する(kk‑oo)．

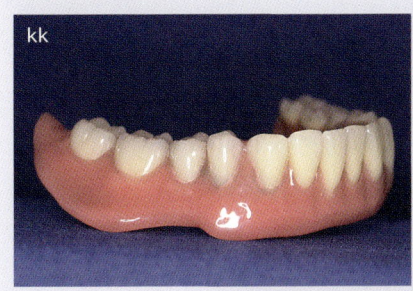

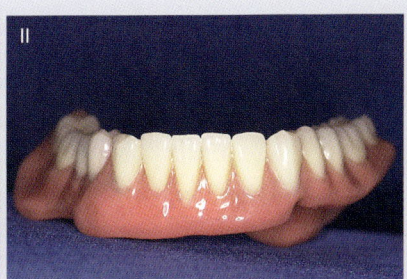

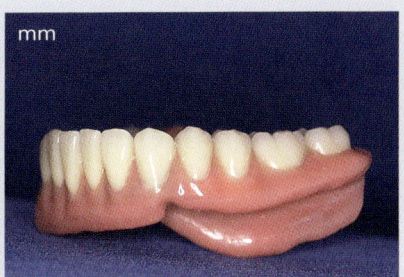

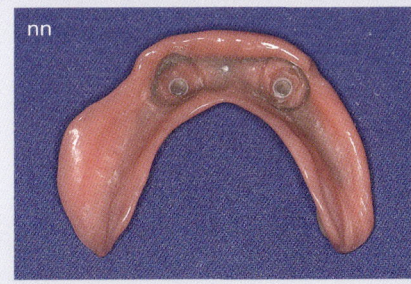

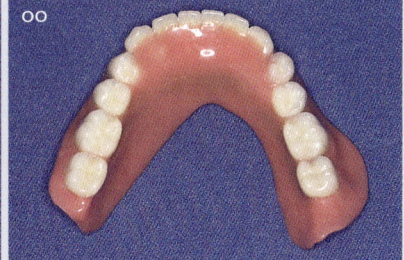

15 ルートキーパーを合着する(pp-rr).

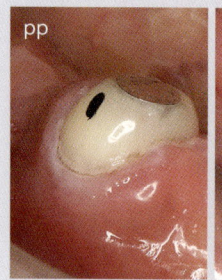

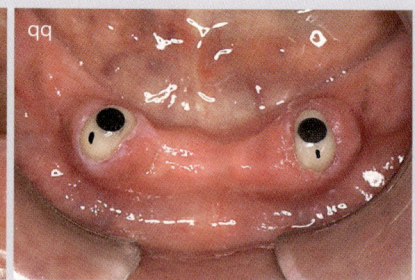

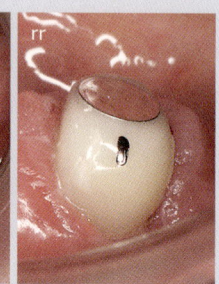

16 義歯を装着する(ss-uu).

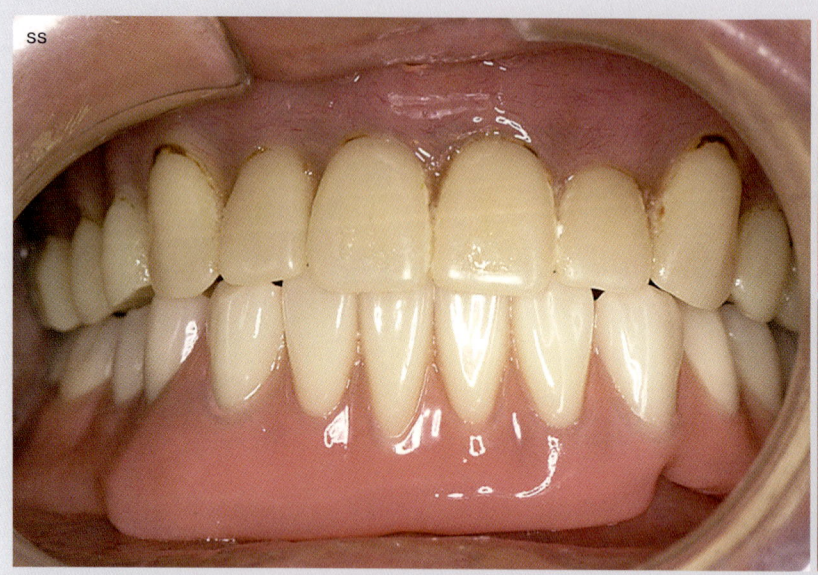

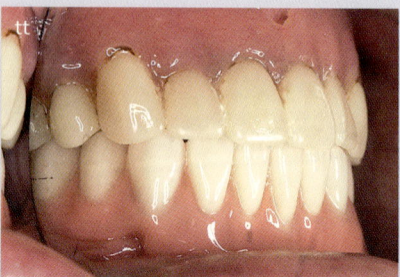

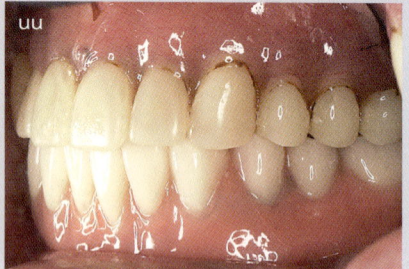

先にキーパーを装着した状態で義歯の印象を採得した場合

1 前述と同様に，作業用模型を作製し，通法に従い，咬合採得，人工歯排列，試適までを完了する．

2 この過程では磁石構造体ではなく石膏ダミーを用いて，補強構造とともに製作することもできる．

- デンチャースペース，対合歯までのクリアランスとSXの大きさとの関係を考慮する．
    SX の寸法　S：1.8mm 高さ　φ4.7mm
    　　　　　L：2.0mm 高さ　φ5.2mm
- 根面を形成する場合には，人工歯の厚みが薄くならない頬側をやや深めに形成する．
- キーパーは，歯根の中央部よりも，やや口蓋側または舌側に設定する．

図65　義歯の同時製作時の注意点．

解説　SX の交換

　SX の POM（ポリアセタール製のキャップ）は，口腔内での長期使用により劣化することがあり，少なくとも3〜5年で交換が必要になる．この場合には専用のバーもあり，POM 部分のみを削りとると簡単に磁石構造体は除去できる．除去後に天井部分にはレジン床内部に平坦な部分が残るので，ここに新しい POM 付きの磁石構造体を位置決めすれば，短期間かつ容易に交換ができる．

解説　SX を用いた症例でのリライン

　SX を用いた症例でのリラインが必要になった場合には，図87（69〜71頁参照）の方法に準拠して行うことになるが，その際には磁石構造体上に0.3mmのスペーサーを介在して支台上のキーパーに手指で固定する．また注意点として，POM とマグネットの隙間にティッシュコンディショナーやレジンが流れないように，ワックスやワセリンなどでしっかりとブロックアウトしておくことが挙げられる．

知ってる？　どうする？　17

磁石構造体の義歯への固定法：義歯床のリリーフは？

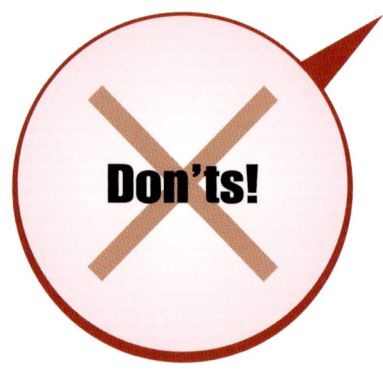

Don'ts!

つねに緊密に接触させてブレーシング効果を期待する

　磁性アタッチメントの支台歯あるいは支台のインプラントと周囲の床をつねに緊密に接触させて，ブレーシング効果が得られるようにすると，遊離端欠損の場合には，図66に示すように，近接する床に荷重がかかって沈下した場合に，支台に対して大きな側方力が生じることになる．支台が側方力に耐える条件（歯冠 - 歯根比または歯冠 - インプラント比，骨植など）を有している場合には義歯の安定につながるが，そうでない場合は長期的なリスクファクターとなりうる．

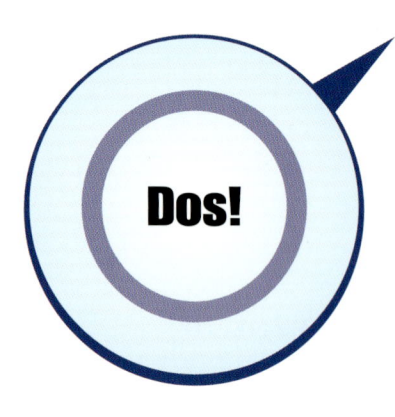

Dos!

義歯床の回転を考慮し，リリーフを与える

　磁性アタッチメントの支台歯あるいは支台のインプラントと周囲の床との接触関係は，前述の床の回転の許容を考慮するか否かによって決定する必要がある（32頁参照）．支台歯あるいはインプラントの数と位置によって義歯床の回転軸が生じるが，この回転軸の位置・回転方向によって，支台周囲の床のリリーフの位置と大きさを変えて与える必要がある．なお，支台が歯列内に1か所しかない場合には，回転のみでなく，粘膜方向への沈下も許容するように，リリーフあるいは可動性が必要となる（図67）．

解説　支台周囲の義歯床のリリーフの意味

　　支台周囲の義歯床には，支台と義歯床の動きを一体化するか，互いに独立したものにするかを決める大きな役割がある．支台の配置や骨支持の状態が良好な場合には一体化することで安定が得られ，患者の高い満足度を得ることが可能になる．一方，支台の配置や，骨支持あるいは対合の条件が不利になった場合には，リリーフすることで義歯床を回転させ支台に対して不利な側方力を軽減することができる．いずれの場合でも大切なことは，顎堤吸収による義歯床の沈下現象を見逃さないようにメインテナンスすることである．

図66　義歯床とリリーフの関係．支台の後方に遊離端欠損部が存在する場合に支台の周囲にリリーフを与えないと，義歯床と支台は一体化し，動きは少なくなるが，顎堤吸収が生じた場合には，支台に大きな側方力を付与することになる．同じ条件で支台の周囲にリリーフを与えると義歯床の回転を許容することになり，生じる側方力は軽減される．

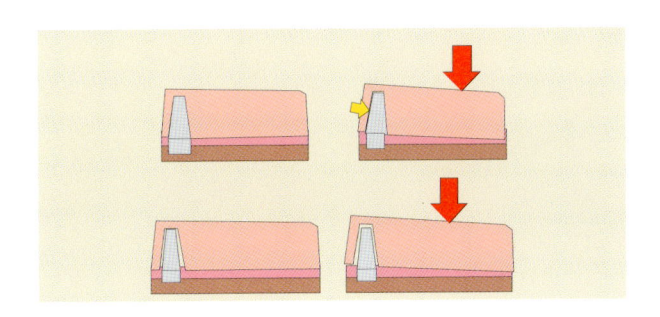

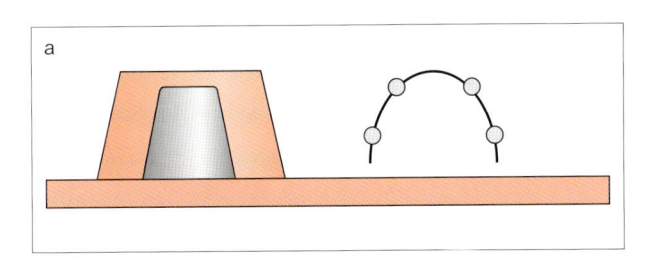

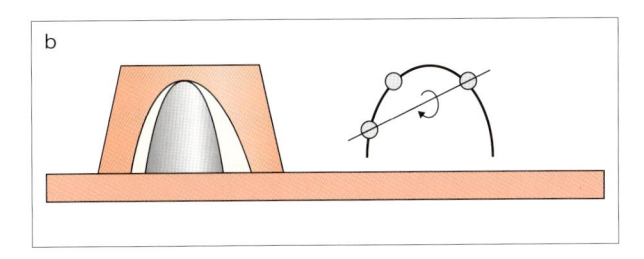

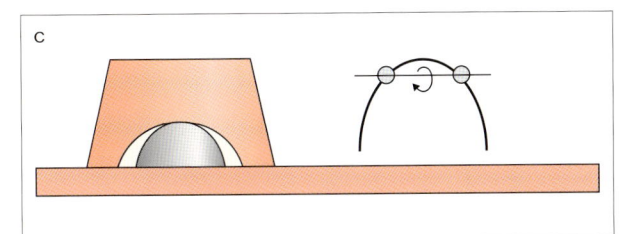

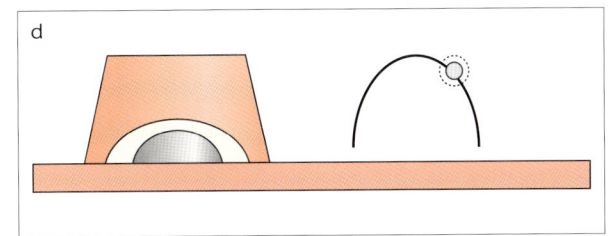

図67a-d　動きとリリーフの関係．各図の左はコーピングの高さと周囲に必要なリリーフの量を示し，右は歯列弓内での支台(歯)の位置と生じる回転軸を示す．dでは支台を中心にあらゆる方向に回転する．

解説　たとえ4点支持があっても

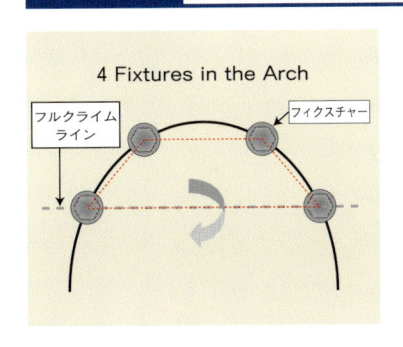

　　歯列弓内に4か所以上の支台による支持が得られたとしても，その遠心端あるいは近心端の2か所の支台を結んだ支点間線が存在するような場合には，機能時に負荷がかかると回転を生じるので(図68)，その点を考慮してアタッチメントの選択，リリーフならびに付与する咬合に注意する必要がある．

図68　4点支持でも，歯列弓内でカバーする範囲が限定されている場合には，回転力が負荷される可能性が残されていることを考慮しなければならない．

知ってる？ どうする？ 18

装着後のトラブルへの対処：維持力が低下したと思われたら？

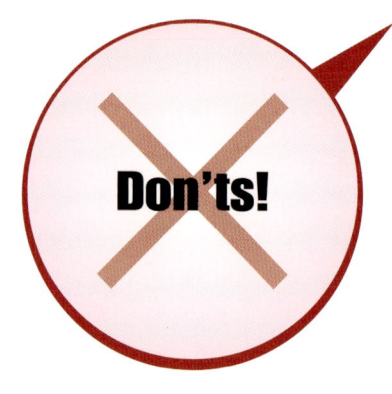

Don'ts!

磁性アタッチメントを交換する

　理論的にいえば，磁性アタッチメントの維持力が経年的に変化することはない．維持力が低下する可能性がある（図69）のは，
①磁性アタッチメントがMRIなどの強力な磁場に曝された場合
②不用意に磁石構造体のヨーク部分を損傷し，唾液が直接磁性材料に触れて劣化した場合（図70）
③義歯の動きのためにキーパーが磨耗して，磁石構造体との接触面積が小さくなった場合
④義歯床下の顎堤の吸収にともなって義歯床が回転沈下し，その結果磁石構造体とキーパーとの間に楔状の間隙が生じた場合
などである．このなかで①，②については磁石構造体の交換が必要になる．

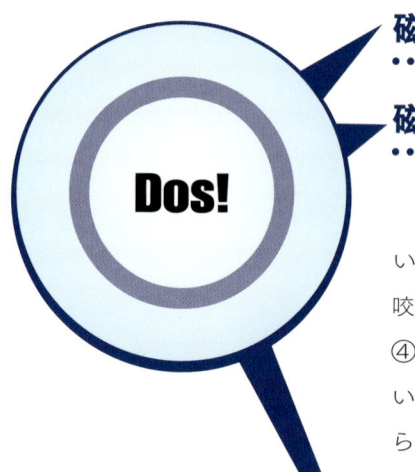

Dos!

磁石構造体とキーパーの位置関係を調べる

磁石構造体が損傷していないか調べる

　前述の③，④の場合には磁石構造体を交換する必要はない．③の場合にはいきなりキーパーを交換するのではなく，まず義歯の動きの原因（適合，外形，咬合）をつきとめて除去し，その後に交換が必要か否かを判断する必要がある．④の場合には，義歯床のリラインが必要になる．この場合，全部床義歯に近い形態の場合には間接法を，部分床の場合には直接法によるリラインが勧められるが，その前に口腔内で磁石構造体とキーパーが密に接触するように手指で位置決めし，ティッシュコンディショナーを用いて粘膜調整することを推奨する．

SXと交換する

　骨質やこれまでの経緯からも，さらに短期間に顎堤吸収が進行し，維持力が減少する可能性のある症例では，回転許容性のある磁石構造体をSX（セルフアジャスティングタイプ）に交換することも考えられる（図71）．

解説　磁性アタッチメントの維持力に影響する要因は？

磁性アタッチメントの維持力が小さくなる要因を図69にまとめた．

- 磁石構造体が損傷して劣化している．
- 磁石構造体が強力な磁場に曝された．
- 磁石構造体を140℃以上の高温に曝す．
- 磁石構造体とキーパーとの間に間隙がある．
- 補綴装置の着脱方向と磁性アタッチメントの維持力が最大となる方向が一致していない．

図69　維持力が低下する要因．

解説　磁性アタッチメントのどこが傷つきやすいのか？

現在の磁石構造体は，唾液による磁性体の腐食を避けるため，ステンレススチール製のハウジング（ヨーク）に包含された形となっている．ただし，キーパーと接触する面のヨークは吸着力を低下させないよう，非常に薄くかつ周辺はレーザー溶接されているので，この部分はもっとも傷つきやすいといえる．

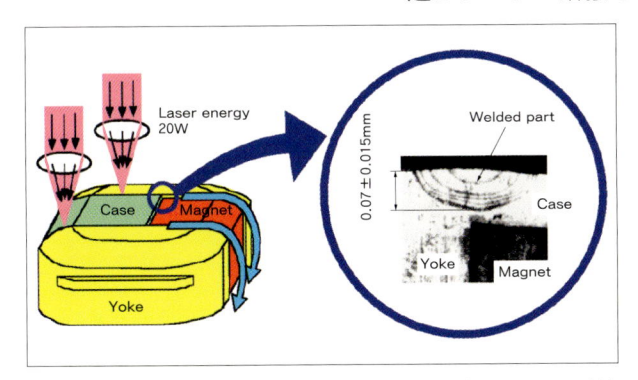

図70　磁石構造体を保護しているヨークを傷つけると唾液が侵入して腐食の原因となる．これはシール部分の金属が薄いことによる．

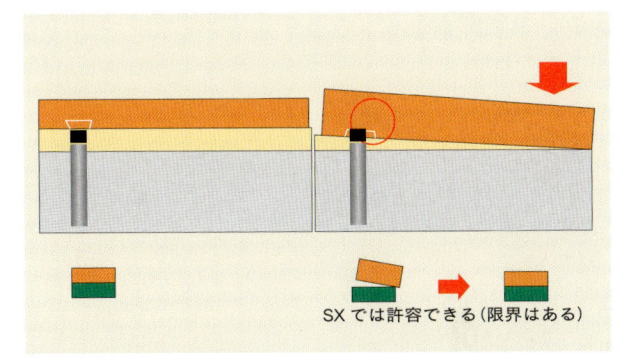

図71　義歯床の回転に対して，SXの磁石構造体の場合には，回転に追随することが可能である．しかし，定期的なメインテナンス時にアタッチメント部を固定して義歯床の適合を確認し，吸収が生じていればリラインが必要となる．

コラム　磁性アタッチメントの維持力は永遠に不滅!?

臨床的な経過において「磁性アタッチメントの維持力が下がっている」と感じられる場合があるかもしれない．しかし，図72のSetzらの報告にもあるように，理論的には磁性アタッチメントの維持力は「永遠に不変」なのである．

図72　繰り返し着脱試験における維持力の推移．図中の5，6，7，9がバーアタッチメント，8，10，13がスタッドアタッチメント，14，15が磁性アタッチメントを示す．磁性アタッチメントでは15,000回を越えても変化はない．したがって「維持力の低下」を疑う場合，先に述べた維持力を低下させる要因がないかを調べるべきである（Setzら 1998[16]）．

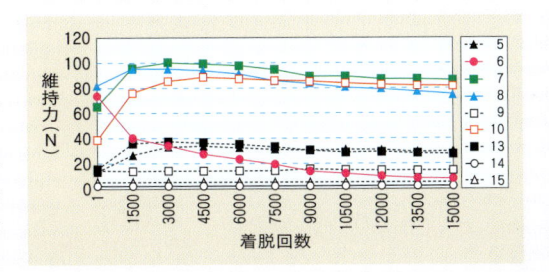

知ってる？　どうする？　19

装着後のトラブルへの対処：磁石構造体に腐食がみられたら？

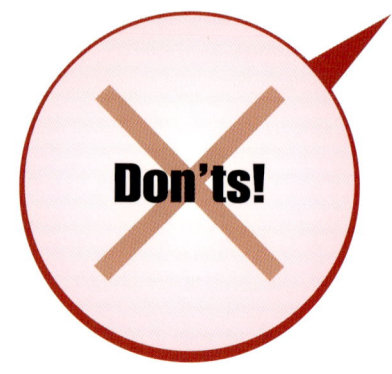

Don'ts!

磁石構造体を交換する

　磁石に腐食が頻発したのは1980年代後半から1990年代当初のことである．筆者は，その当時1年を経ずして義歯床の内部で黒く腐食し，磁力も完全に失われるのを経験したことがある．とくに北米を中心に使用された磁性アタッチメント（図74）において，これが頻発したために，その後も北米では，磁性アタッチメントに対して否定的な意見がなかなか払しょくされない状態が続いている．

　これに対して1990年代から開発・改良が続けられてきている．現在わが国で市販されている磁性アタッチメントのシステムに関しては，各社とも磁石構造体として口腔内の唾液を遮断するハウジング（ヨーク）を取り付ける構造としているため，通常の条件では腐食は生じない．

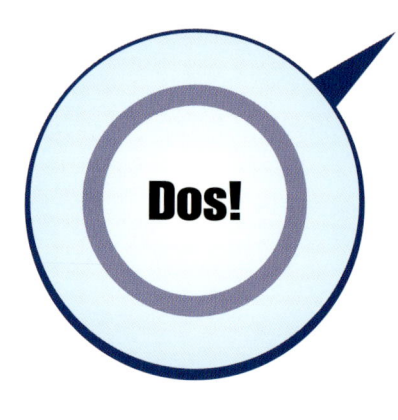

Dos!

磁石構造体を交換するとともに原因を探る

　上記で「通常の条件では，現在市販の磁性アタッチメントシステムで腐食は生じない」と述べたが，逆に腐食を生じさせる可能性は当然残っている．そのため，そのような事象が生じた場合には，単純に「磁性アタッチメントを交換する」のではなく，必ず以下のような原因がないか考えてみる必要がある．

①磁石構造体をバーやポイントで傷つけていないか
→これは磁石構造体を口腔内で装着した場合，あるいはリラインの際の形態修正あるいは研磨の際に生じやすい問題である．

②義歯床が回転して磁石構造体の一部のみがキーパーと接触していないか
→これは定期的な観察・調整を怠ると生じやすい問題である．

　いずれの問題も臨床的には起こりうるので，磁性アタッチメントを扱ううえで重要なポイントのひとつである．

解説　キーパーおよび磁石構造体の表面の変化が意味することは？

磁石構造体の表面における磨耗や傷の原因は，前述のように研磨や調整の際の不注意や，義歯床の不適合に基づく回転の結果などが考えられる．一方，通常のメタルコーピングにおいても，長期の間に表面に凹凸や傷がみられることが多い．これは，機能時には義歯床とコーピングとが接触し，かつその位置からわずかに移動，回転していることが原因であると考えられる．同様のことはキーパーの表面に生じると考えるべきである（図73）．とくに遊離端部に近接した支台歯あるいはインプラントに設定されたキーパーには，その可能性がある．

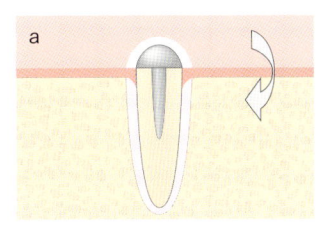

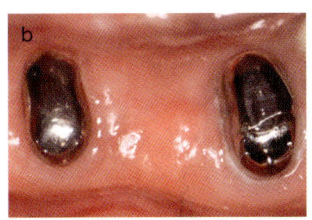

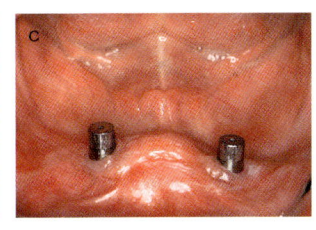

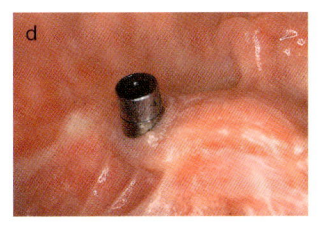

図73a-d　メタルコーピングやキーパーの表面の経時的変化．義歯床が沈下回転すると（a），その結果，義歯床によりコーピングの表面に荒れが生じる（b）．同様に磁性アタッチメントの場合には，装着時には滑沢であったキーパー表面でも（c），とくに遊離端側に経過を観察していると磨耗がみられるようになる（d）．

解説　現在の磁性アタッチメントに腐食は起こるか？

1980年代に北米を中心に多用された磁性アタッチメントは，口腔内に直接磁石が露出する形で利用されていたため，短期間で腐食・劣化し，一気に磁性アタッチメントそのものに対する評価を下げる原因となった（図74）．現在市販されている磁石構造体は，ヨークに封入された構造となっており，通常の使用法では腐食する可能性は低いといえる．しかしながら，「知ってる？どうする？⑱」（58，59頁参照）で述べたように，ヨークを傷つけると腐食する可能性がある（図75）．

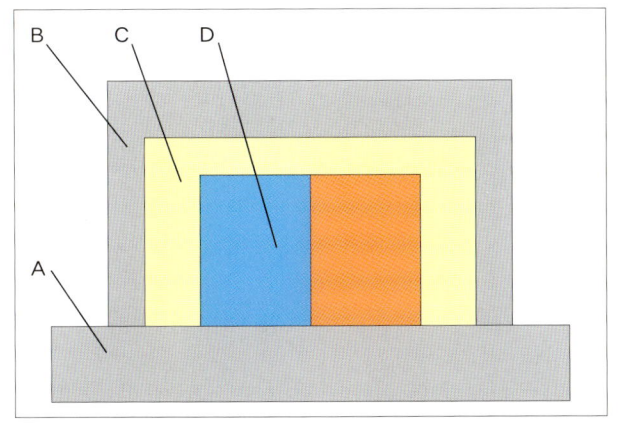

図74　1980年代に市販されていた磁石構造体とキーパー（A）．ケース（B）にはエポキシレジン（C）で固定されていたが，磁石そのもの（D）はキーパーと直接接触する構造であった．

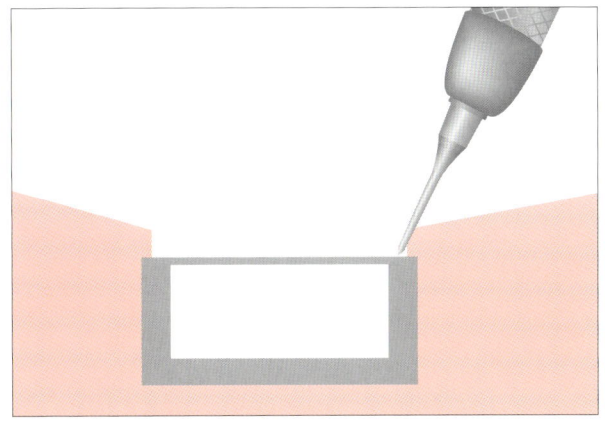

図75　磁石構造体の周辺のリリーフをロータリーインスツルメントで行う場合には，とくにヨークの薄い部分に注意する．

知ってる？　どうする？　20

装着後のトラブルへの対処：インプラントのキーパースクリューがゆるんだら？

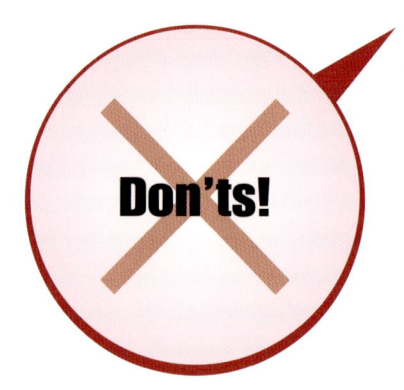

トルクレンチで締めなおす

　キーパースクリュー（図76）がゆるんだ（図77）からといって，単純に「トルクレンチで締めなおす」ことをするのは危険である．なぜならば，アバットメントスクリューがゆるむ場合には，いくつかの原因が考えられるからである．それに対処しなければ，スクリューのゆるみが再発するばかりでなく，インプラントの喪失などの重篤な問題につながる可能性もある．

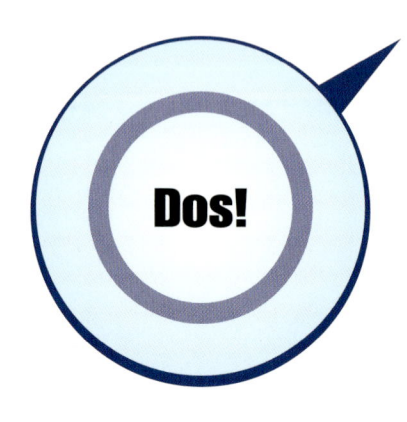

義歯床の動きを確認し回転力が作用してないか調べる

　キーパースクリューのゆるみを発見した場合に「義歯床の動きを確認し，回転力が作用してないか調べる」ことは大切である．これはパーシャルデンチャーのワイヤークラスプが歯面から離れているのを，単に繰り返しの着脱による変形と考えて，いきなりプライヤーで屈曲して修正することに似ている．染谷（1989）[17]は，このようなクラスプの変形には義歯床の動きとの関係があることを指摘し，まず義歯床の動きを止めるようにすることが大切であると警告した．同じことがキーパースクリューのゆるみにもいえる．
　キーパースクリューあるいはアバットメントスクリューがゆるむ原因としては，
①コンポーネント間の適合が不良
②適正なプレロードが獲得されていない
③スクリューにセトリングが生じている
④義歯の動きが大きい（不適合あるいは咬合調整の不良による）
のようなものが考えられる．そこで，まず④の義歯の適合状態あるいは，咬合時の変位の状態を口腔内で確認し，不適合がある場合にはリラインを，また咬合時の変位に対しては咬合調整を行い，そのうえで①から③の問題がないかを確認する．これら①から③の問題への対応は，64頁のとおりである．

解説　インプラント用キーパースクリューの固定を確実にするには？

インプラントにおけるネジ（スクリュー）の締め付けは，木ネジをとめる楔や摩擦の作用とは異なったメカニズムで確実となる．それは，あらかじめ適合するように製作された既製のスクリュー同士であるからこそ必要なものであり，「プレロード」とされている．

図76｜図77

図76　キーパースクリューは，キーパーとアバットメントスクリューが一体化したもので，アバットメントと一体化しているものがある．
図77a, b　スクリューのゆるみ．a：推奨以下の締め付けでは咬合圧などの負荷でゆるみはじめる．b：キーパースクリュー装着後，ゆるみができる．

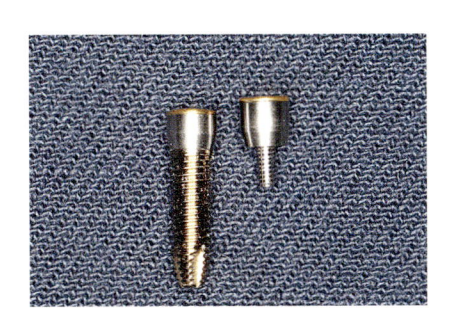

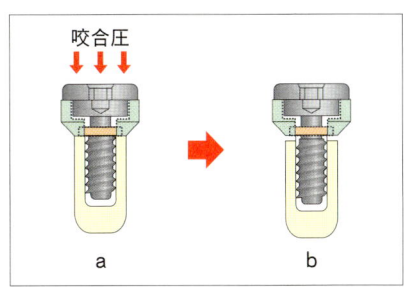

解説　プレロードとは？　なぜプレロードが必要か？

インプラントのアバットメントスクリューのように，ほぼ同じ幅の金属製の外ネジと内ネジで固定する際には，先細りのネジを木にねじ込んでいく場合のような，楔や摩擦の効果は期待できない．図78はその固定のメカニズムを単純化したものである．まず金属のスクリューをネジを切った金属内に締め込んでいくと，表面の摩擦を生じながらも先に進み，スクリューヘッドの下面が板の表面に接触する．この状態から，さらにスクリューヘッドを回転させると，それより下のネジ部分は，レンツロで印象材を根尖方向に送り込むのと同様に，ネジ自体に伸びが生じる．この時点で締め付けをやめると，伸びた金属は元に戻ろうとする．このときに外側のネジとの間につねに圧縮力を生じて固定されることになる．この際，ネジに発生している力を「プレロード」といい，JISの規格ではネジの破断強度の50〜70％の値とされている．適正にプレロードを与えた場合にネジがゆるみにくくなることはBurgueteら（1994）[18]の繰り返し荷重による報告においても明確に示されており（図79），プレロードが小さくても，大きすぎても短期間でネジがゆるむことがよくわかる．

図78　金属製の外ネジと内ネジで固定する際の締め付けのメカニズム．締め込んだ内ネジがさらに回転されることで伸び，その状態で開放することで内ネジの金属が収縮することで締め付け力（プレロード）が生じる．この値は，ネジの破壊強度の50〜70％とされており，メーカーが指定している締め付けトルクは，その値が得られるように設定されている．したがって，必ずトルクレンチで締め付ける必要がある．

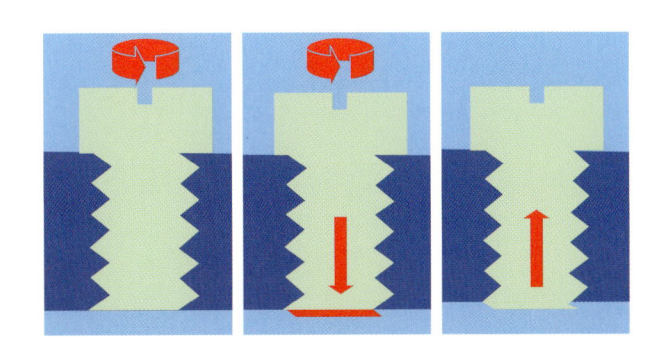

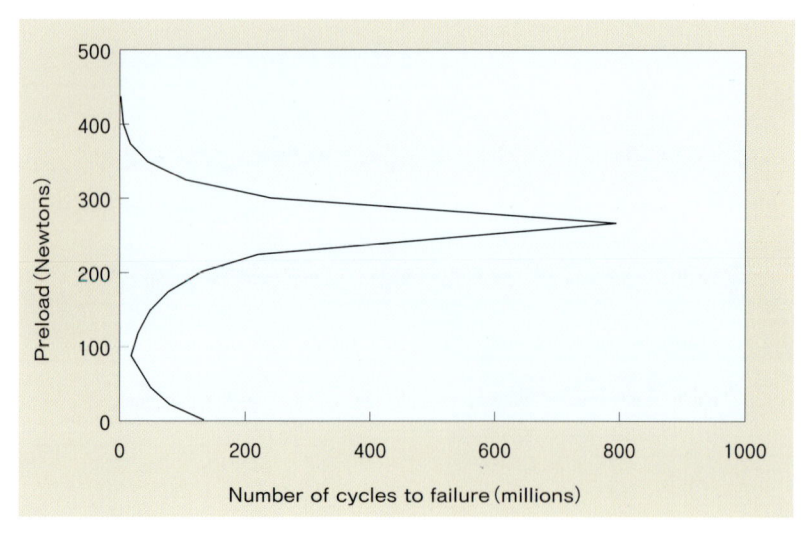

図79 締め付けトルク値とスクリューのゆるみが発生するまでの繰り返し荷重の回数との関係。適正な締め付けトルクにおいてもっともその回数が多くなるものの，それ以下あるいはそれ以上の値で締め付けても，その回数は少なくなる（Burguete ら 1994[18]）。

解説　アバットメントスクリューがゆるんだ場合の対応

コンポーネント間の適合が不良：キーパースクリューと各社のコンポーネントとの良好な適合性が確認されているので，通常問題となることはない．

適正なプレロードが獲得されていない：確実なスクリューによるパーツの固定を実現するうえで非常に重要であり，トルクレンチ，トルクドライバーを用いて必要なトルクで締め付ける必要がある．

スクリューにセトリングが生じている：再度適正な締め付けトルクで締めなおす必要がある（図80）．

　また，このような現象が生じることを予測して，締め付けを1回で行わず，一度ゆるめて再び締めなおす「まし締め」あるいは「2度締め」を行ったり，すべりをよくするために抗菌剤のペーストなどをスクリュー表面に塗布して締め付けたりすることも効果があるとされている．

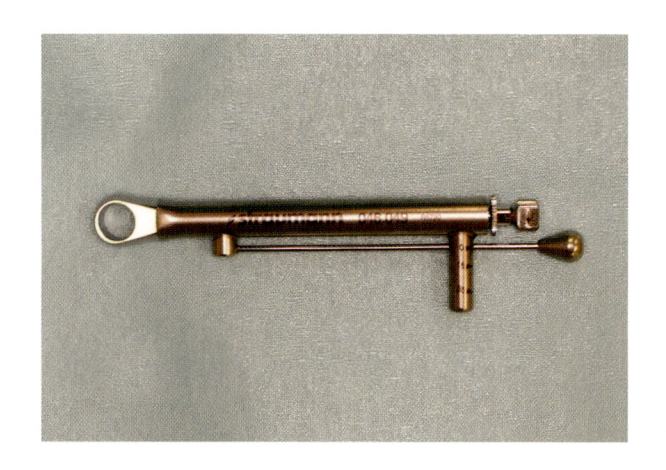

図80　キーパースクリューもトルクドライバーを用いて，アバットメントスクリューに準じた規定のトルクをかけて，適正なプレロードが得られるようにする．

解説　規定のトルクで締め付けてもゆるむことがあるのは？（セトリングの発生）

「知ってる？　どうする？ ⑯」（47頁参照）で義歯床のセトリング現象について解説したが，インプラントのスクリューにもセトリング現象が生じる可能性がある．「セトリング」とは，金属製のネジどうしが締め付けられた際に，当初は表面の微細な凹凸でしっかりと固定されていても，わずかな動きが加わり，凹凸がこすれあって平坦化すると，固定が弱くなって，しばらくするとゆるみを生じることである．このようにして，一度は締め付けたスクリューが，ある期間を経てゆるむことを「スクリューのセトリング」とよんでいる．

臨床上のポイントとして，キーパースクリューを締め付けるとき（図81, 82）には，

① インプラントの種類に合わせたキーパースクリューを選択する
② キーパースクリューの挿入方向を正しく維持する
③ 適正なプレロードがかかるように締め付ける

ことが大切である．

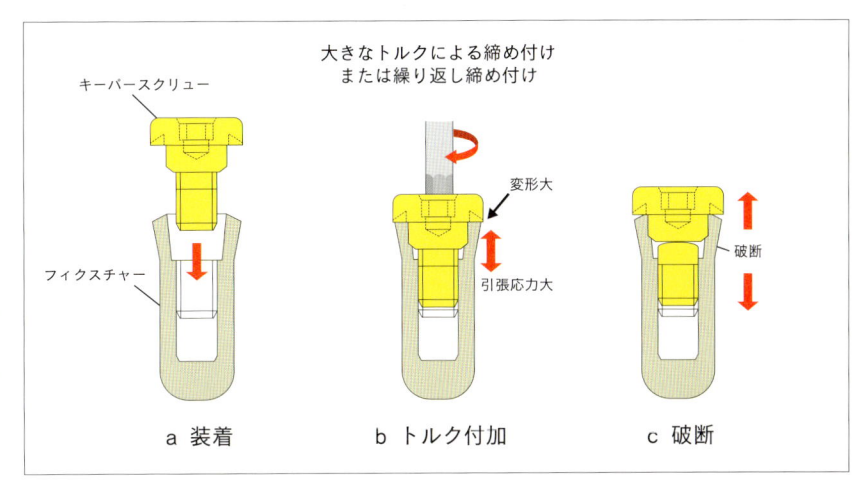

図81a-c　与えるトルクの大きさは規定の値とする．図はキーパースクリューの装着と適切な締め付け状態，ならびに破断を示す．適切なトルクであれば金属の伸びおよび収縮でプレロードは得られるが，あまりに不必要に大きなトルクをかけるとヘッド部分で断裂する．

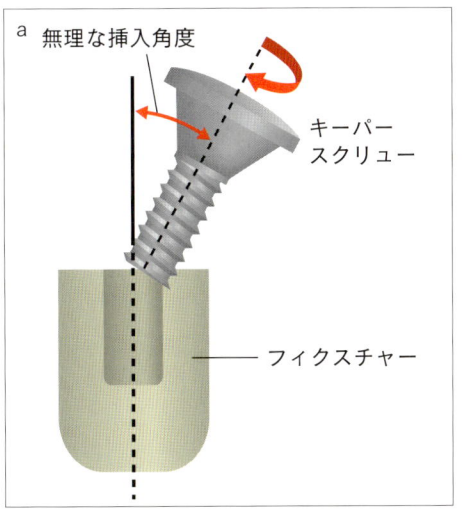

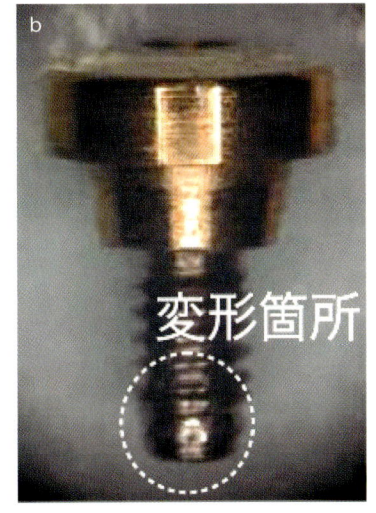

図82a, b　キーパースクリューを挿入する場合には，挿入がフィクスチャーの軸方向になっているかを十分に確認する．適正であれば抵抗なく回転して進むはずであるが，傾斜した状態で無理に締め付けると(a)ネジ山が壊れて(b)，締め付け力も低下する．

知ってる？ どうする？ 21

装着後のトラブルへの対処：周囲組織に炎症がある場合には？（メインテナンス時にチェックすべきこと）

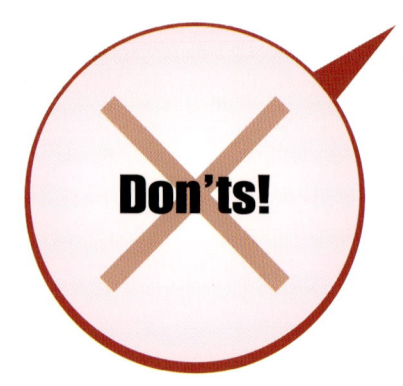

Don'ts!

ただちに消炎処置を行い，経過をみる

磁性アタッチメントを使用する支台はオーバーデンチャーの形式がほとんどであり，その部位は義歯床やその延長部で被覆されており，自浄性に乏しい．

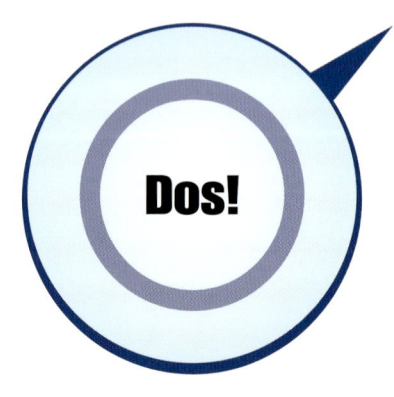

Dos!

適合，外形，咬合に問題がないか確認して，歯周治療ならびに正しいホームケアについて指導する

磁性アタッチメントを用いている支台の周囲に炎症が生じている場合，支台周囲の辺縁歯肉が義歯床により被覆され，自浄性が阻害されているために生じる炎症以外にも，
・義歯床の適合が不良となっており，食渣が滞留している
あるいは，
・義歯床の沈下にともなって支台に側方力が作用している
・支台周囲の辺縁歯肉を義歯床が圧迫している
・咬合により義歯床が支台を支点として移動，回転している
などの原因も考えられる．したがって，これらの点を確認，改善したうえで，歯周治療，ならびに正しいホームケアについて指導する必要がある．

解説　メインテナンス時に調べることとその意義は？

定期的なメインテナンスで次の点を確認するが，その際に問題があれば，その原因を考えて対策を講じる必要がある（図83）．

磁石構造体で調べること

①腐食がないか
⇒原因：義歯の動き，調整時のインスツルメントの接触など
⇒対策：リライン，咬合調整，磁石構造体の交換
②磨耗がないか
　原因としては義歯の動き

キーパーで調べること

磨耗がないか
⇒原因：義歯の動き
⇒対策：リライン，咬合調整

支台で調べること

①周囲歯肉の炎症がないか
⇒原因：義歯の動き，床縁形態，口腔清掃の不足
⇒対策：リライン，咬合調整，床を開放型に変更，口腔清掃の指導
②プラークの蓄積がないか
⇒原因：義歯の動き，口腔清掃の不足
⇒対策：リライン，咬合調整，PMTC，口腔清掃の指導
③動揺が変化していないか
⇒原因：義歯の動き，口腔清掃の不足
⇒対策：リライン，咬合調整，口腔清掃の指導

図83　天然歯では，磁石構造体とキーパーが接触した状態で義歯の沈下・回転を歯根膜が許容し，接触した状態で傾斜する．義歯床の適合が悪くなり，義歯の動きが増すと，歯根膜腔の拡大と歯周ポケットの深化などの変化が現れることになる．

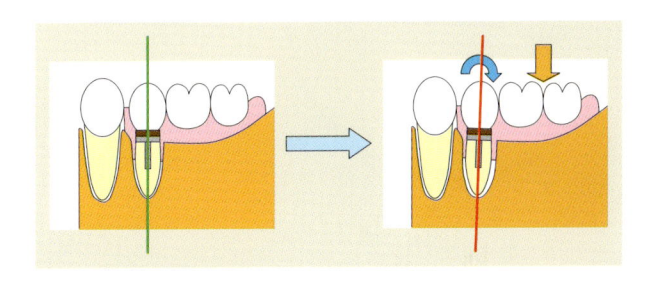

解説　義歯床を用いた3DS（デンタル・ドラッグ・デリバリーシステム）のすすめ

メインテナンス時には，超音波と義歯洗浄剤による義歯の清掃，支台歯あるいはインプラント周囲のPMTCを行い，バイオフィルムを除去した後に，洗浄した義歯のアタッチメント部に薬剤を塗布してドラッグデリバリーを行うとよい（図84，表4）．

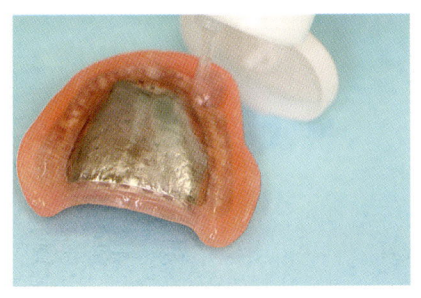

図84　義歯床を用いた3DS．洗浄した義歯のアタッチメント部に薬剤を塗布する．

表4　3DSに有効な薬剤（持続期間4～6か月）．

対象疾患	使用薬剤	臨床応用の目的
う蝕	殺菌剤（クロルヘキシジンなど）	MS菌除去
	フッ化ナトリウム	歯質強化
	グルカナーゼ	非水溶性グルカン分解
歯周病	殺菌剤または抗生物質（テトラサイクリン系製剤）	歯周病関連細菌の除去

知ってる？　どうする？　22

装着後のトラブルへの対処：リラインが必要になったら？

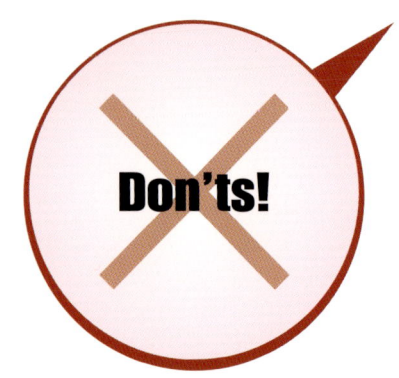

直接法で咬合高径が変らないように噛ませて行う

臨床では直接法によってリラインを行うことが多いが，リライン材が硬化するまでの間，咬合させて保持させることをしてはならない．これは，顎堤が変化して沈下した状態でリラインすることになるからであり，その場合には磁石構造体とキーパーには楔状の間隙が残ってしまうことになる（図85）．

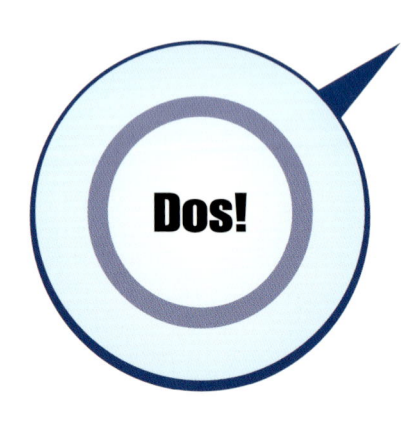

磁石構造体とキーパーとの間隙を生じないように行う

磁性アタッチメントを用いた義歯のリラインにおいては，
①磁石構造体とキーパーの初期の位置関係を基準にして，適切に適合を回復する
②リライン後に適正な維持力が発揮されているかを確認する
③咬合の変化に対応する（咬合調整を行う）
ことが原則となる．

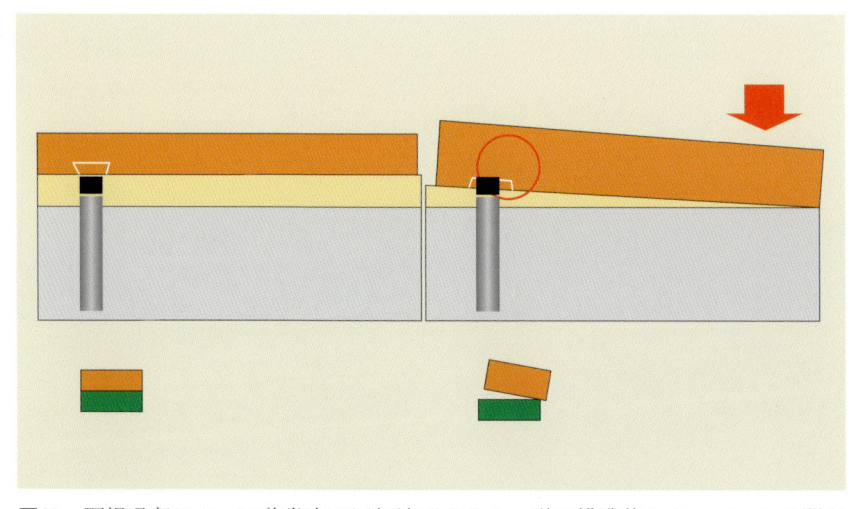

図85　顎堤吸収によって義歯床が回転沈下すると，磁石構造体とキーパーとの間に楔状の間隙が生じて，維持力が低下する．

解説 　磁性アタッチメントを用いた義歯のリライン

中間欠損義歯の場合は原則として直接法を(図86)，少数歯残存症例あるいはオーバーデンチャーの場合は原則として間接法を(図87)用いる．

中間欠損義歯の場合⇒原則として直接法(図86)

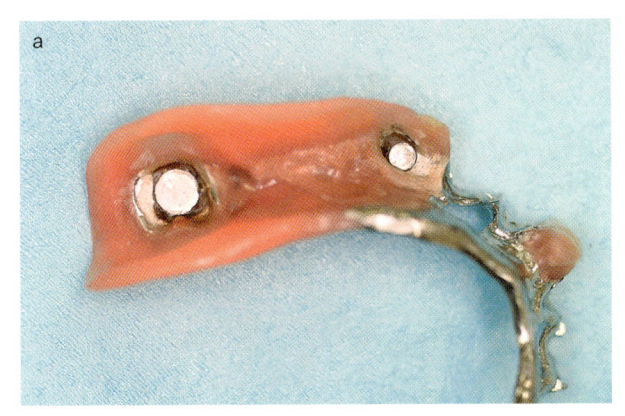

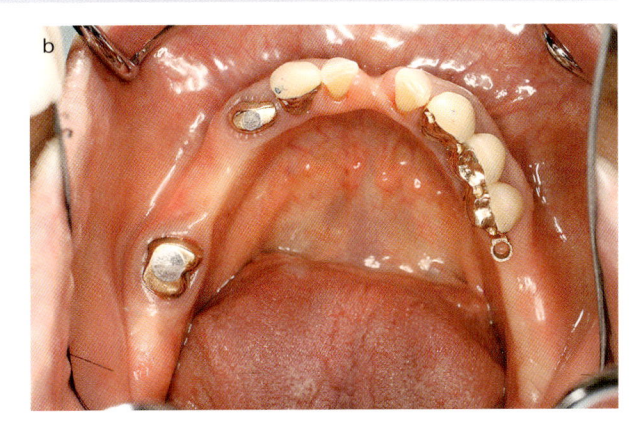

図86a, b　中間歯欠損症例では，支台歯での磁性アタッチメントの接触状態が重要となる．

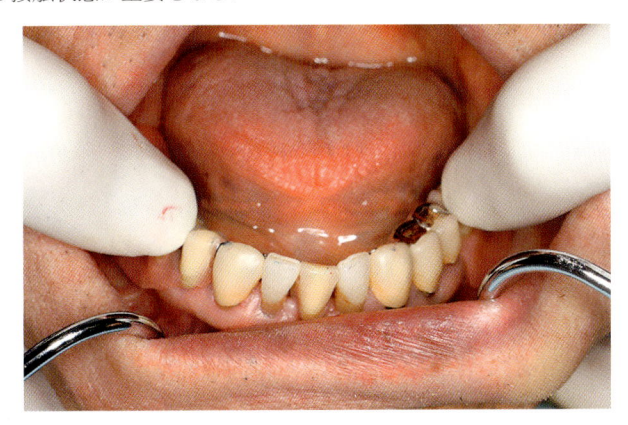

図86c　支台歯のレスト部あるいはアタッチメントを基準として，この位置を変えることがないよう，前後の支台部を手指で固定しながらリライン操作を行う．咬合が安定して，浮き上がりを生じないと考えられる場合には，上下顎で咬合させて硬化まで保持させることもできる．

少数歯残存症例あるいはオーバーデンチャーの場合⇒原則として間接法(図87)

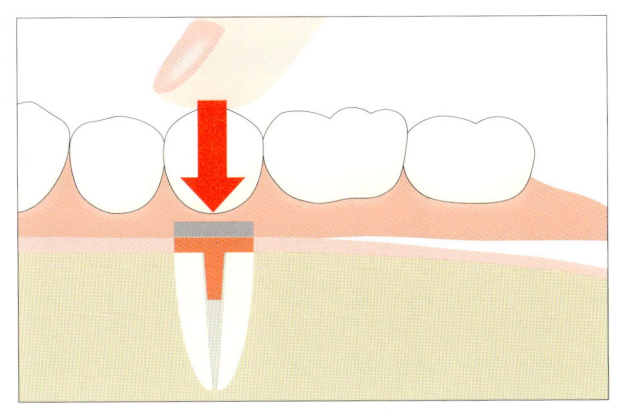

図87a　ティッシュコンディショナーによる粘膜調整を行う．この際，支台にある磁性アタッチメントの磁石構造体とキーパーが本来の位置関係になるようにし，できた後方の間隙をティッシュコンディショナーで満たすようにする．

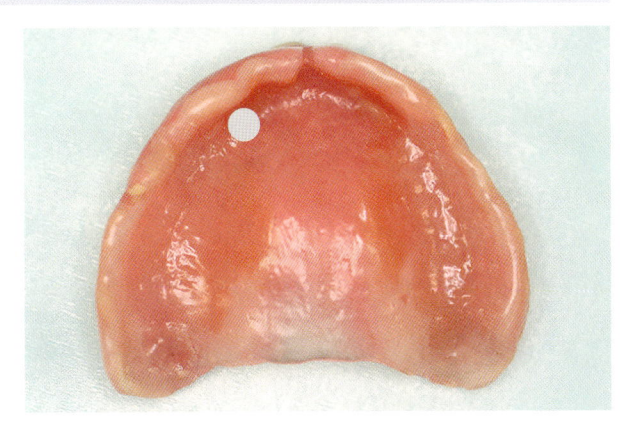

図87b　粘膜調整後には必ず咬合の確認・調整を行う．

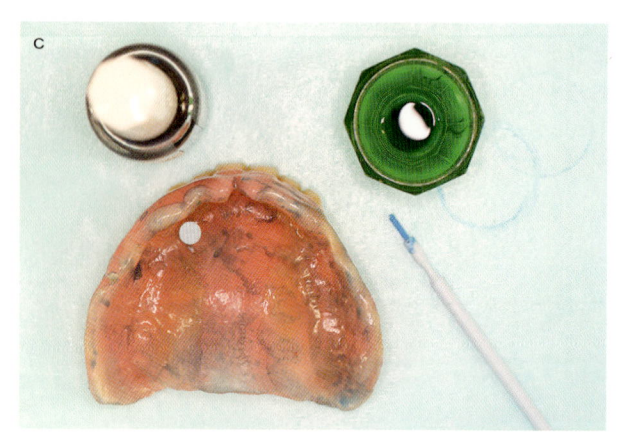

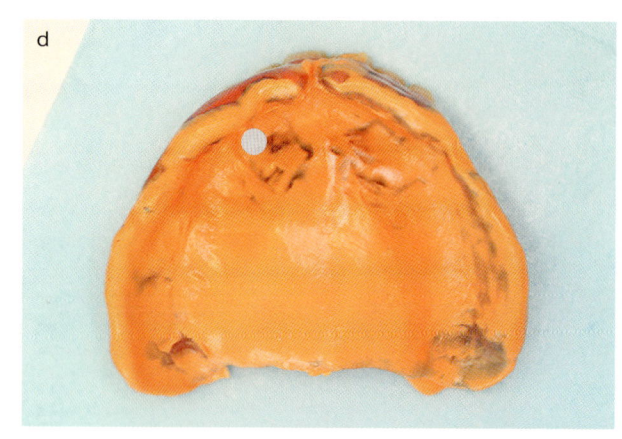

図87c, d　次回来院時，問題がないことが確認できたら，ティッシュコンディショナーの表面に接着剤をさした後，流れのよいシリコーン印象材でウォッシュインプレッションをする．

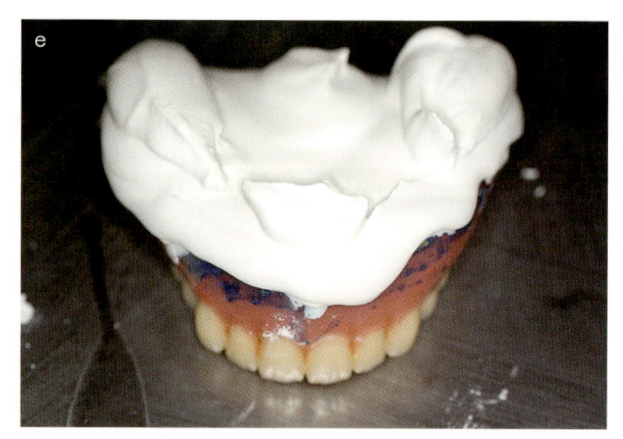

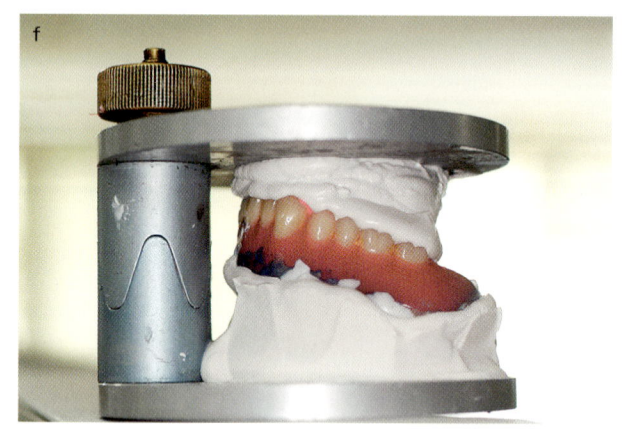

図87e, f　印象面に石膏を盛り，硬化後，リライン用ジグに取り付ける．

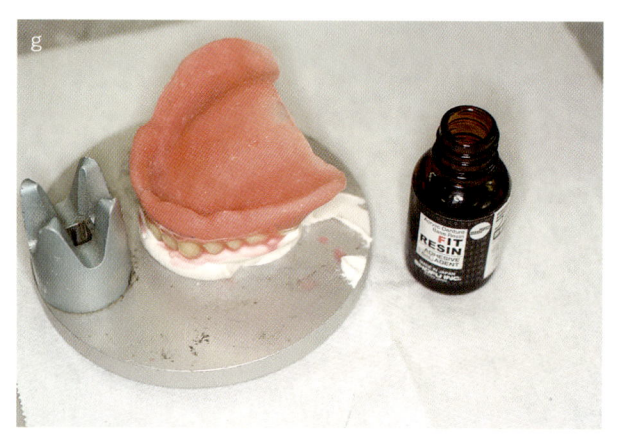

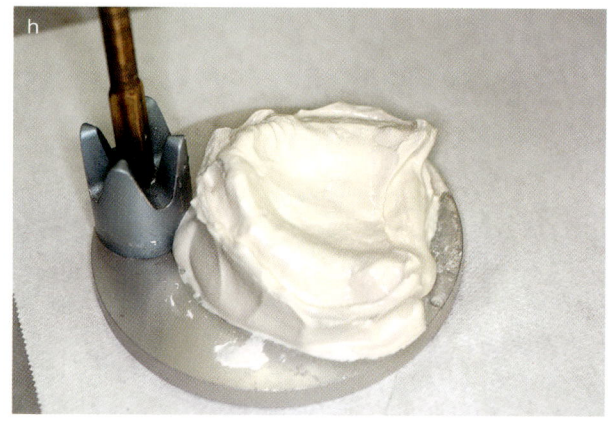

図87g, h　義歯からシリコーン印象材とティッシュコンディショナーを除去し，粘膜面のレジンを一層削除して新生面を出す．

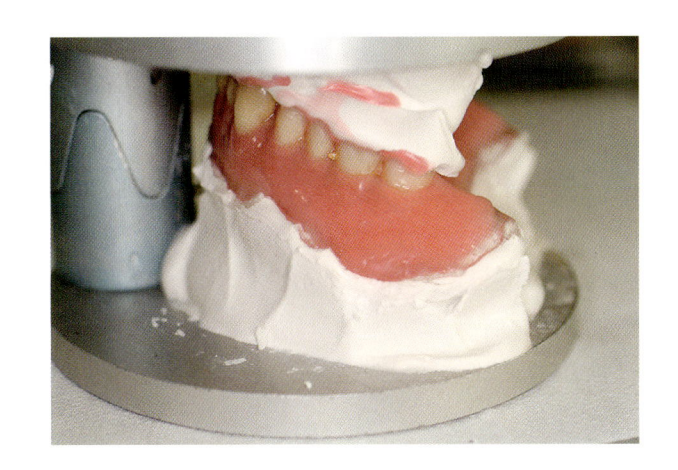

図87i　リライン用レジンの前処理材を塗布した後，リライン用レジンを盛ってリライン用ジグに戻して，硬化させる．

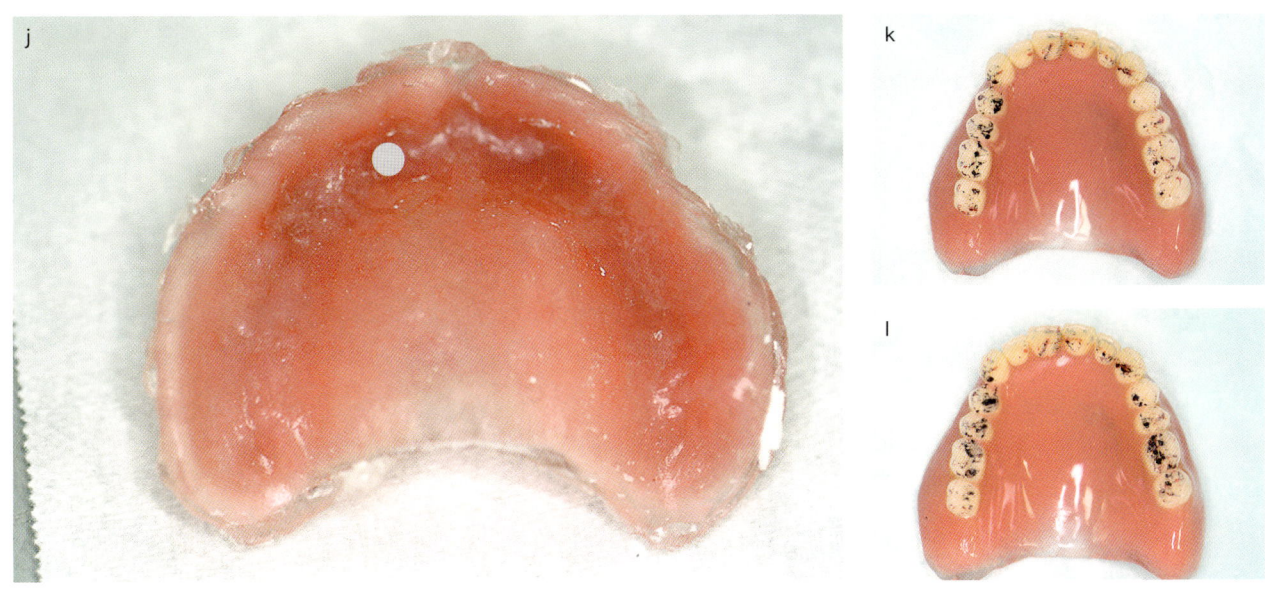

図87j-l　硬化後，辺縁の処理・研磨をする．咬合を確認し，必要があれば調整する．

☞ やむをえず直接法で行う場合は，図87c, dでの来院時に，2回に分けて支台のアタッチメントと遠心のティッシュコンディショナーを使ってリラインする．このときも，適切な義歯の保持と咬合の確認が重要になる．

解説　オーバーデンチャーのリラインの実際

リラインを直接法でする場合，義歯床を顎堤からどの程度離れた三次元的な位置に戻せばよいのかを判断することが困難である．この場合，まず粘膜調整とその後の咬合調整を行ったうえで経過を観察し，判断する．この粘膜調整材をリライン用レジンに置き換える方法としては，専用のジグを用いた間接法が正確である(図88)．床面積が小さい場合には，粘膜調整材の一部と磁性アタッチメント部をストッパーとして利用し，1回目のリラインを実施．レジンの硬化後にストッパー部の粘膜調整材を除去して2回目のリラインを行うことができる．

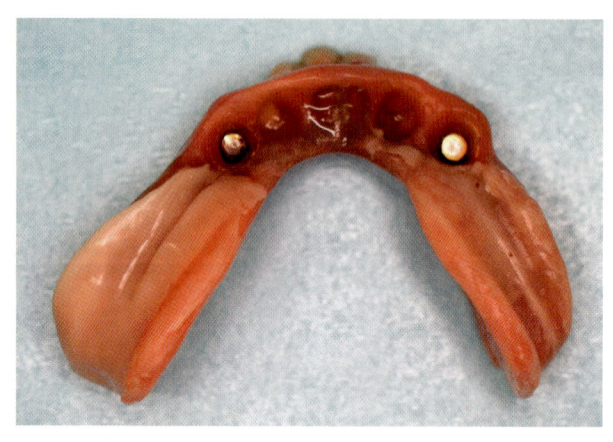

図88a　磁性アタッチメントが維持力を発揮する位置に義歯床を手指で固定して，ティッシュコンディショナーを用いてリラインし，粘膜調整を行う．通常は1〜2週間使用させる．この状態でも咬合調整が必要となる．

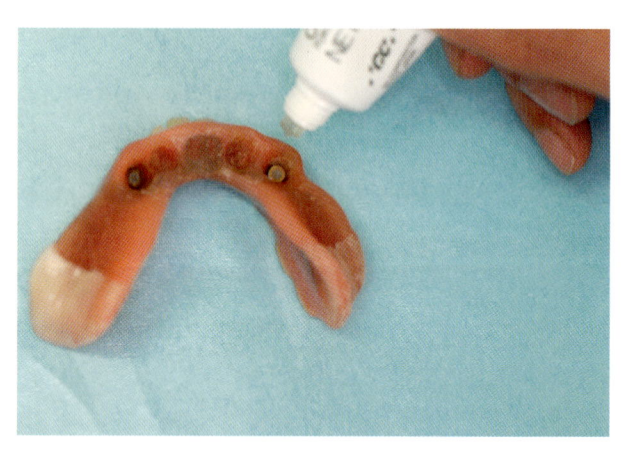

図88b　床粘膜面の最遠心部と磁性アタッチメント部をストッパーとして1回目のリラインを行う．その間のティッシュコンディショナーを削除し，プライマーを処理する．また，磁性アタッチメント部には分離材を塗布する．

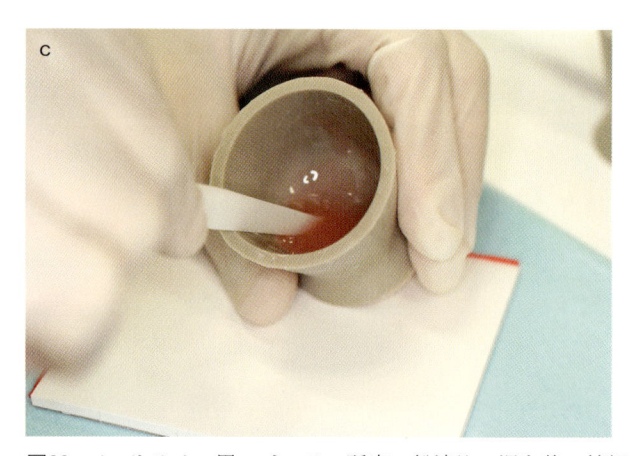

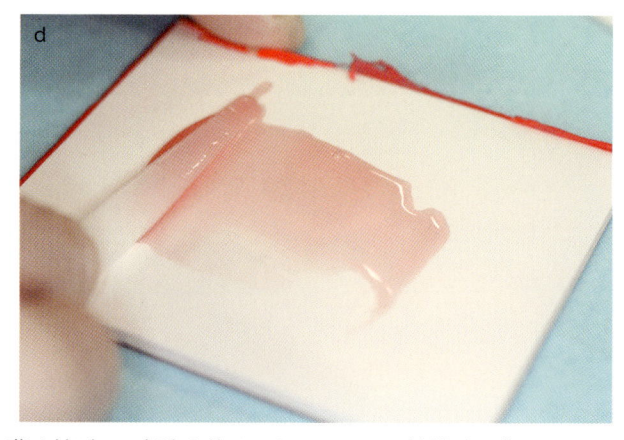

図88c, d　リライン用レジンは，所定の粉液比で混和後，練板上で薄く拡げて，気泡を抜くようにしてから粘膜面に盛る．

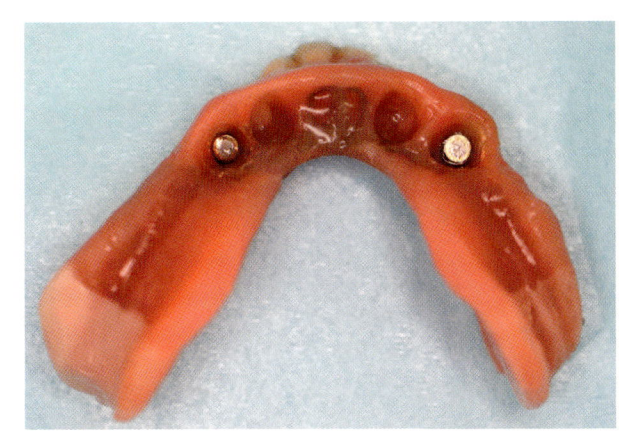

図88e　口腔内では，手圧でアタッチメント部をしっかりと初期硬化まで保持し，撤去してストッパー部にレジンが入り込んでいないことを確認してから，最終硬化させる．このとき，硬化促進剤が必要なレジンもある．

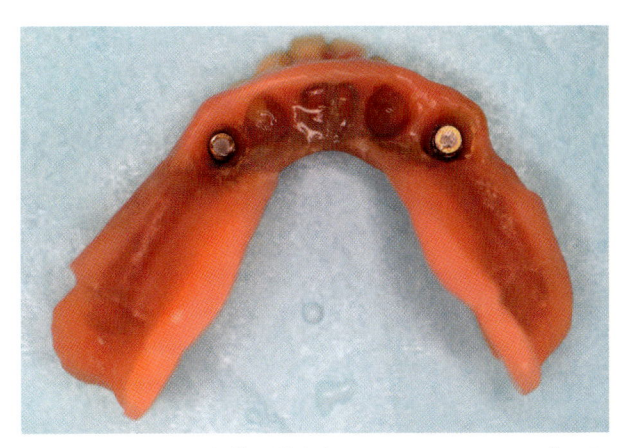

図88f　レジンの硬化後に遠心部にストッパーとして残したティッシュコンディショナーを削除し，その部分のリラインを行う．この際には，それより前方部がストッパーとなる．

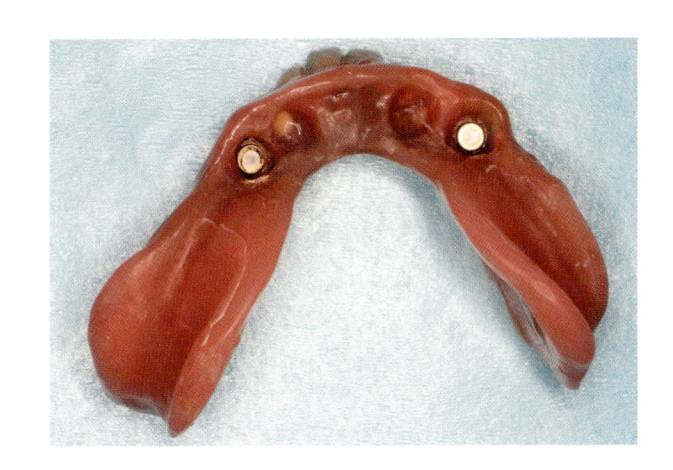

図88g　直接法によるリラインが完成した粘膜面観．この後，磁性アタッチメントが維持力を発揮していることが確認できたら，咬合調整を行う．

参考文献

1. 藍 稔，平沼謙二．磁性アタッチメントの臨床応用—国際シンポジウム抄録版．東京：クインテッセンス出版，2000．
2. 堀坂充広，前田芳信，十河基文，久保 太，座古 勝．インプラント用磁性アタッチメントに関する研究．日本口腔インプラント学会誌 2004；17(1)：13-21．
3. 前田芳信，Walmsley AD 編著．前田芳信 監訳．マグネットを用いたインプラントの臨床．東京：クインテッセンス出版，2005．
4. Pigozzo MN, Mesquita MF, Henriques GEP, Vaz LG. The service life of implant-retained overdenture attachment systems. J Prosthetic Dent 2009；102(2)：74-80.
5. Yalisove IL, Dietz JB. Telescopic prosthetic therapy. Philadelphia：George F.Stickley Co, 1997.
6. 松本勝利．安定した総義歯製作の基礎知識 第19回 人工歯排列の実際—臼歯部の人工歯摩減防止を目的に—．QDT 2009；34(9)：76-91．
7. Davenport J, Basker RM, Heath JR, Ralph JP. Color atlas of removable partial dentures. London：Wolfe Medical Publications, 1988.
8. 黄 恵蘭．下顎全部床義歯における補強構造に関する力学的研究．大阪大学歯学雑誌 1998；Sect：1-15．
9. 今井文彰，潮木 陽，山本圭介，山本共夫．磁性アタッチメントの臨床応用—鋳造用合金「アトラクティP」を用いた新たな試み．デンタルダイヤモンド 2007；32(7)：146-150．
10. 岸本悦央，尾形和彦，河原研二．ブラッシングしやすいオーバーデンチャー維持歯の形態：シミュレータによる評価．口腔衛生学会雑誌 1997；47(2)132-138．
11. 楊 宗傑，前田芳信，木下可子，三浦治郎．磁性アタッチメントの維持力の特性 セルフ・アジャスティング・タイプの利点．日本補綴歯科学会雑誌 2006；50：238．
12. 藍 稔 監修．水谷 紘，石幡伸雄，中村和夫 著．磁性アタッチメントを用いた部分床義歯．東京：クインテッセンス出版，1994．
13. Doukas D, Michelinakis G, Smith PW, Barclay CW. The influence of interimplant distance and attachment type on the retention characteristics of mandibular overdentures on 2 implants：6-month fatigue retention values. Int J Prosthodont 2008；21：152-154.
14. 腰原偉旦．遊離端義歯における咬合接触状態の経時的変化．日本補綴歯科学会雑誌 1982；26：361-377．
15. 柳 美香，堀坂充広，前田芳信，十河基文，三浦治郎，佐藤元，岡田政俊．磁性アタッチメントの床への固定について 常温重合レジンの収縮による影響と対策．日本補綴歯科学会雑誌 2004；48：491．
16. Setz I, Lee SH, Engel E. Retention of prefabricated attachments for implant stabilized overdentures in the edentulous mandible：an in vitro study. J Prosthet Dent 1998；80：323-329.
17. 染谷成一郎．ゆるんだクラスプはしめてはいけない．日本歯科評論 1989；565(11)：5-7．
18. Burguete RL, Jhons RB, King T, Patterson EA. Tightening characteristics for screwed joints in osseointegrated dental implants. J Prosthet Dent 1994；71：592-599.

文献にみる磁性アタッチメント

磁力を補綴装置の維持として用いることは60年以上前から考えられ，さまざまな試みがなされてきたが，普及しはじめたのは1980年代のGillingsのシステム以降であるといえる．しかしながら，1990年代までの磁性アタッチメントは臨床的には決して良い評価を得られなかった．それは，

- 劣化，腐食すること
- 磁場の漏洩が心配されること
- 維持力が弱いこと
- 大きさが大きいこと

などの問題があったからである．

1990年代に入って，わが国を中心にこれらの問題点に関しての数々の改良・開発が行われてきた．現在では，すでにこれらの問題は解決されたといっても過言ではない．

アタッチメントに関するテキストや研究で著明なPreiskel[1]は，21世紀のアタッチメントを紹介するなかで，磁性アタッチメントに関して，小さなスペースで済み，咬合高径の限られた症例に適しているが，その特性を活かすためには義歯の設計が重要であることを述べている．

本書においても，義歯の設計を含めて磁性アタッチメントの特性を活かすために知っておくべき項目を中心に解説しているが，本稿では，さらに磁性アタッチメントの理解を深めるための文献を，項目ごとにわけて紹介する．

1 腐食に対する対策

1980年代にGillings[2]によって紹介された磁性アタッチメントでは，樹脂に包まれた磁性体が直接口腔内のキーパーと接触する構造であったため，唾液に触れて短期間で劣化や腐食を起こした．Drago[3]は，

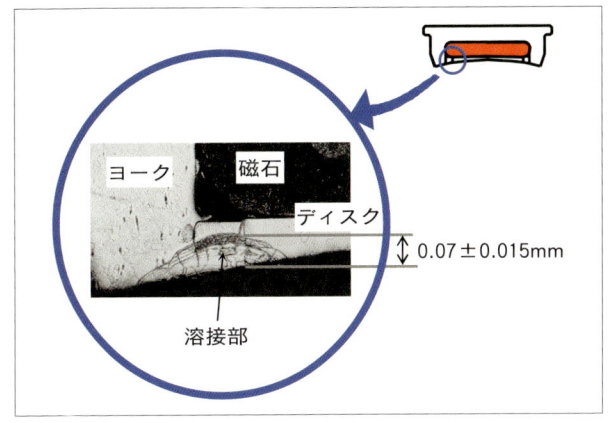

図1 マイクロレーザー溶接部のミクロ写真．

口腔内に磁性アタッチメントを用いた場合，68％の症例で変色がみられ，40％に腐食が生じたと報告している．このことが，とくに北米における磁性アタッチメントに対する低い評価の原因となっており，30年以上を経た現在でもなお，このことが話題として取り上げられることが多い．

【レーザー溶接によるヨークの採用】

1990年代に入り唾液による腐食への対策として磁石構造体をステンレス容器に密封し，レーザー溶接する技術が開発された[4]（図1）．水谷[5]はこのような構造を有した磁性アタッチメントの腐食挙動に関して，Haoka[6]はPt-Fe-Nb合金の耐変色性と耐腐食性に関して，Takadaら[7]はヨーク構造の磁石構造体の耐腐食性に関して，臨床的にまったく問題ないレベルであることを基礎的な研究結果から報告している．一方，Theanら[8]は3年の経過から口腔内においても十分な耐腐食性を有しているとしている．

さらに，歯科用貴金属と磁性アタッチメントのステンレス鋼との間の電解腐食挙動からTakahashiら[9]は，ステンレス鋼としてSUSXM27またはSUS447J1を，またNakamuraら[10]はフェライトステンレス鋼とFe-Ptマグネット間にみられる腐食挙動からSUS447J1を用いることを推奨している．

75

2　磁性アタッチメントの漏れ磁場とその生体への影響について

Nishidaら[11]は，磁場の漏れをサンドイッチタイプと開磁路タイプの磁性アタッチメントで比較した．その結果，開磁路タイプの磁性アタッチメントではWHOのガイドラインより漏洩磁束が大きかった．サンドイッチタイプ磁性アタッチメントの漏洩磁束はカップタイプのものよりも漏洩磁束が大きかったとしている．

また，Nishidaら[12]は，キーパーと磁石構造体が正しい位置関係にあれば，漏れ磁場はWHOのガイドラインが示す40mTを越えることはないが，長期間使用することによりキーパーと磁石構造体の位置関係がズレて，漏れ磁場は大きくなっていくので注意が必要であると報告している．さらに奥野[13]によれば，現在日本で製造されている磁性アタッチメントは，いずれも閉回路で漏洩磁場はほとんどないとしている．

通常の閉回路での使用においては，歯肉部での漏洩磁場はたかだか1mT程度とごくわずかで，生体への影響は考えにくい．また，宮田ら[14]によれば，開磁路でも磁石構造体から7mm程度離れれば1mT以下となり，ペースメーカーについても影響はないと報告している．ただし，MRIのアーチファクトに関しては，歯根のキーパー周囲に12cmほどの範囲でアーチファクトが出ると，1994年にIimuro[15]が報告しているので注意が必要である．

3　維持力の大きさと経時的な変化

【維持力の発現】

磁性アタッチメントの維持力は，磁石構造体のN極とS極，あるいは，磁石構造体とキーパーが互いに引き合う力（吸引力）により発揮されている．前者のタイプは現在でも一部用いられているが，義歯と根面に装着した磁石構造体間に間隙がある状態でも吸引力が生じるという特性がある反面，大きなスペースが必要であり，磁束がアタッチメントの外に漏れる開磁路を形成するという欠点がある．これに対して，根面にはキーパーを設置し，義歯床にのみ磁石構造体を装着する後者のタイプでは，閉磁回路とすることが可能になるが，両者に間隙が生じることで維持力が著しく減少する[17]（図2）．Petropoulosら[18]は，バー，ボール，磁性アタッチメントなどの各種アタッチメントの維持と脱離時期について分析し，マグネットは維持力とバラつきがもっとも小さく，かつ，脱離までの時間がもっとも長かったとしている．また，このことから，磁性アタッチメントでは逆に，ある程度の位置に復帰させることで定位置に誘導されることが期待され，高齢者や手先が不自由になった患者において，とくに有効であろうとしている．

また，維持力は義歯の着脱方向がキーパーと直交している場合に最大になり，傾斜すると減少し，水平になるとほとんどなくなる．これが支台に側方力

コラム　磁性アタッチメントの磁場は定常磁場（静磁場）

高圧電線付近に住む幼少児では，白血病の発生率が2〜3倍に増加するという疫学的調査結果（Wertheimer et al. Am J Epidemiol 1979；109：273-284）が発表されて以来，生体への影響についての関心が高まっている（Lacy-Hulbert et al. FASEB J 1998；12：395-420）．

磁場は，磁石や地球地磁気などによる定常磁場と，交流電流から発生する変動磁場の大きく2つにわけられるが，ここで問題となっている高圧電線付近で生じている磁場は，変動磁場である．一方，定常磁場の生体への影響に関しては，今まではほとんど著明な研究進展がみられなかったが，MRIなどの医療装置や，核磁気共鳴（NMR）装置などの分析機器の発達と普及により，強力な定常磁場に曝露される機会が増え，その人体への影響を無視することはできなくなっている．生体レベルでは，磁場曝露の影響に関する一定見解が少なく，磁場曝露にともなう異常現象を確認するに至っていない［日本薬理学会ホームページ（http://plaza.umin.ac.jp/JPS1927/fpj/topic/topic120-1-66.htm）より］．

一方では，微小な磁場が細胞を活性化するという報告もある[16]．

を作用させないという特性につながる．Tokuhisaら[19]は，インプラントオーバーデンチャーのインプラントに加わる力と義歯の動きについて，ボールアタッチメント，バーアタッチメント，磁性アタッチメントに関して実験的に検討した．その結果，磁性アタッチメントでは，最小の曲げモーメントを生じたが，動きは最大であったのに対し，ボールアタッチメントでは，インプラント体に応力は加わるものの，義歯の動きはもっとも小さくなることが示された．

さらに，Gondaら[20]が報告しているように，通常の磁性アタッチメントよりも緩圧型磁性アタッチメントでは側方力が小さくなる．Maedaら[21]は，このような磁性アタッチメントの特性に注目し，1本のインプラントに維持される下顎オーバーデンチャーの生体力学的な合理性について報告している．

【維持力の大きさ】

維持力を大きくするためには，磁石構造体の素材を改良する必要があった．1980年代から用いられていたサマリウムコバルト磁石は磁力が弱く，維持力を増加するには寸法を大きくする必要があった．これに対して，ネオジム磁石（ネオジム-鉄-ボロン合金）を用いることで維持力ははるかに大きくなった（本蔵ら[22]）．それと同時に磁石構造体の構造についても，有限要素法を用いた研究などで改良がはかられた（田ら[23]）．

また，磁石構造体の外形も維持力に影響する．フラットタイプに比べて，ドームタイプでは維持力はやや小さくなるものの，非軸方向の維持力でも低下が少なく，さまざまな力が加わる口腔内では有利といえる[24]．さらに，SX（セルフアジャスティングタイプ）では義歯床の回転沈下が許容されるため，非軸方向の維持力の低下は，さらにゆるやかになる．

【維持力の大きさに影響する因子】

①アタッチメント間の距離

臨床においては複数のアタッチメントを用いることが多くなるが，その際の距離や平行性は維持力に

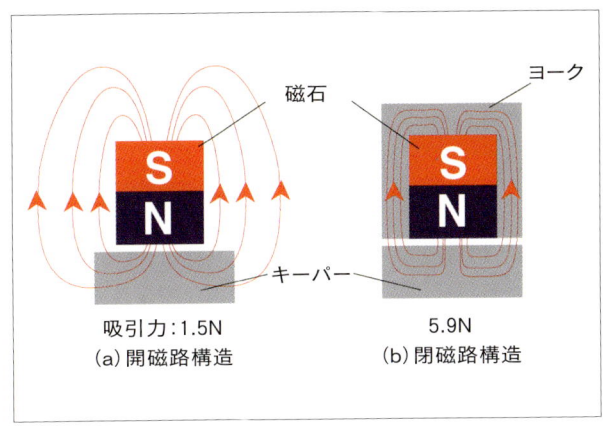

図2　磁性アタッチメントの代表的な磁気回路構造．

どのように影響するだろうか．Michelinakisら[25]は，3種類の異なる2本のインプラント間距離（19, 23, 29mm）とアタッチメントの種類（バー，ボール，磁性）が維持力に与える影響を実験的に検討し，ボールアタッチメントでは29mmで，バーでは23mmで維持力は最大になった．また，磁性アタッチメントでは小さな値を示した．このことは，磁性アタッチメントを複数設置しても，着脱時には個々には傾斜した方向に脱離力が加わることになるからである．一方，維持力の低下に関してDoukasら[26]は，インプラント間距離（19, 23, 29mm）において，5種類のアタッチメントでの維持力の低下を評価した．その結果，磁性アタッチメントを除いて，すべてのアタッチメントにおいて維持力の低下が認められたとしている．

石川[27]は，磁性アタッチメントを用いたパーシャルデンチャーの設計に関して検討し，互いの維持力が同じときに，磁性アタッチメントはもっとも効果的に機能すること，その際側方力は歯根1/3のところに作用することを示した．

②技工，製作方法

Ohashiら[28]は，技工操作における加熱，鋳接，それに続く研磨が，磁性アタッチメントの維持力に影響する因子であることを報告している．

キーパーの根面板への固定方法には，鋳接法とダイレクトボンディング法がある．鋳接法は，ワック

スアップ時に直接キーパーを根面板内に含むので，高さを低くでき，対合歯とのスペースが得られやすいが，鋳造収縮によるキーパーの変形があり，鋳造後の研磨に技術が要求される．これに対して，ダイレクトボンディング法は，キーパーは直接，根面板にセメント合着されるため，カタログ値に近い吸引力が期待でき，また根面板の研磨も容易である．ただし，セメント合着のためのスペースを確保する必要があることから，鋳接法より根面板の高さが高くなる可能性があることが，土田ら[29]により指摘されている．

磁性アタッチメントの維持力とキーパーの表面の平坦さには深い関係がある．Suminagaら[30]は，鋳接法とダイレクトボンディング法の磁性アタッチメントのキーパーの表面の平坦さについて比較した結果，ダイレクトボンディング法のほうがより平坦で，最適な維持力が得られると報告している．

ダイレクトボンディング法のなかでも既製のキーパー付きポストとコンポジットレジンを利用する方法も利点が多い．Maedaら[31]は，失われた部分床義歯の支台歯を磁性アタッチメントとコンポジットレジンのキーパーで置き換える方法について報告しており，適切な維持・支持・把持と改善された審美性を短時間で改善できるとしている．Kokuboら[32]もまた，オーバーデンチャーの審美的配慮としてコンポジットレジンを用いたキーパーによる磁性アタッチメントの利用を報告している．

【経年的な維持力の変化】

繰り返しの着脱により，他のアタッチメントは維持力が低下するのに対し，磁性アタッチメントでは維持力が低下しないことが，いくつかの実験的な研究から示されている（Setzら[33]，Saygili[34]）．これに対してNaertら[35]，van Kampen[36]は，磁性アタッチメントは維持力が低い，あるいは，維持力が低下すると報告している．維持力が低下する原因としては，加熱や腐食による磁石構造体の劣化，あるいは，キーパーとの接触関係の変化が考えられる．

なお，摩耗については，Huangら[37]が磁性アタッチメントの維持力と表面の摩耗の関係について調べ，口腔外の実験では9万回のグラインディングの後では，顕微鏡下では明らかに摩耗は認められたが，それにともなう維持力の有意な差は認められなかったとしている．

4 磁性アタッチメントのメインテナンスについて

【メインテナンスの必要性】

Davisら[38]は，インプラントオーバーデンチャーにおける，バーアタッチメント，ボールアタッチメント，磁性アタッチメントについて，メインテナンスの回数を比較している．それによると，オーバーデンチャー側のメインテナンスの回数においては3グループ間に差はなかったが，アタッチメント側に関しては，バーアタッチメントが他の2つに比べメインテナンスの回数は少なかったとしている．磁性アタッチメントでのメインテナンスの内容として磁石構造体の取り換え，キーパーとアバットメント間のネジのゆるみが多かったとしている．

Naertら[39]も，3年間の経過観察から，2本のインプラントで支持された下顎オーバーデンチャーでは，とくに磁性アタッチメントとボールアタッチメントの場合に継続的なメインテナンスが必要であったとしている．

5 臨床的評価：他のアタッチメントとの比較

【最大咬合力について】

欠損補綴における機能回復の指標として発揮される筋力と咬合力が用いられることがあるが，van Kampenら[40]は，下顎インプラントオーバーデンチャーにおいて，磁性アタッチメント，バーアタッチメント，ボールアタッチメントの違いを比較し，いずれの3種類のアタッチメントにおいても最大咬合力は約2倍になったと報告している．

【咀嚼機能について】

van Kampenら[41]はまた，インプラントオーバーデンチャーによる咀嚼機能について検討し，上顎が通常の全部床義歯である下顎インプラントオーバーデンチャーでは咀嚼能率が高く，磁性アタッチメント，バーアタッチメント，ボールアタッチメント間の咀嚼機能の違いはわずかであったことを報告している．

【患者の満足度について】

Naertら[35]は，連結と非連結のインプラントに維持された2本のインプラントによる下顎オーバーデンチャーの5年間の前向き無作為化臨床研究を行っている．その結果，バーアタッチメント，ボールアタッチメントに比べると磁性アタッチメントグループの満足度は低いものの，今後の治療としては同じ磁性アタッチメントを希望していることがわかった．また，同じグループにおいてインプラント周囲組織の変化についてみた場合には[39]，プロービング時の出血，辺縁骨の高さ，アタッチメントレベル，ペリオテスト値は，1年後においても5年後においても，いずれのグループ間にも有意差は認められず，連結は結果に影響を与えないとしている．

Burnsら[42]は，17名の被験者を前向き臨床研究にて評価し，通常の全部床義歯よりもインプラントオーバーデンチャーのほうが統計的にすぐれていること，O-リングアタッチメントは磁性アタッチメントよりも維持と安定において有意にすぐれていることを報告している．

また，Cuneら[43]は，クロスオーバー臨床試験の結果，患者は磁性アタッチメントよりもバーアタッチメントやボールアタッチメントを好むとし，Davisら[44]も，ボールアタッチメントが磁性アタッチメントよりも満足度が高いと報告している．一方，Ellisら[45]の患者満足度を調べた結果からは，多くの患者が安定性からボールアタッチメントを望むが，1/3の患者がその快適性から磁性アタッチメントを望んだとしている．

6 顎顔面補綴領域への応用

顎顔面補綴では，補綴的な修復には可動組織の状態や，大きな補綴に対する維持の不足，患者がその装置を受け入れられるかなど多くの問題があったが，インプラントを使用することにより，これらの問題のいくつかを解決することができるようになってきた[46]．

インプラントを基礎とした維持力により，可動組織上を覆う形での大きな補綴物の製作が可能となった．また，脱離しにくくなることによって，患者にとってもより受け入れやすいものになっている．1鼻部欠損，眼窩欠損，耳欠損に対する顎顔面補綴への磁性アタッチメントを含めたインプラントの応用の報告もされている[47-49]．

この場合の磁性アタッチメントの利点は，清掃しやすく，側方力がかかった場合，アバットメントに低いモーメントしか与えない，また，クリアランスがない場合に用いることができるとされている，などである[50-52]．

参考文献

1. Preiskel HW, Preiskel A. Precision attachments for the 21st century. DentUpdate 2009；36：221-224, 226-227.
2. Gillings BR, Samant A. Overdentures with magnetic attachments. Dent Clin North Am 1990；34：683-709.
3. Drago CJ. Tarnish and corrosion with the use of intraoral magnets. J Prosthet Dent. 1991；66：536-540.
4. 田中貴信, 本蔵義信, 荒井一生, 度曾亜起, 平沼謙二, 岩間義郎. サンドイッチ型磁性アタッチメントの開発. 日本応用磁気学会誌 1992；1（1）：23-29.
5. 水谷憲彦. 磁性アタッチメント用ステンレス鋼の腐食および変色に関する基礎的研究. 愛知学院大学歯学会誌 2000；38（1）：1-17.
6. Haoka K, Kanno T, Takada Y, Kimura K, Okuno O. Corrosion resistance of the Pt-Fe-Nb magnets for dental-casting. Dent Mater J 2000；19：270-282.
7. Takada Y, Okuno O. 国産のカップヨーク型磁性アタッチメントに使われている磁石構造体の腐食抵抗性（Corrosion resistance of magnetic assemblies used in domestic cup yoke-type magnetic attachments）. 日本磁気歯科学会雑誌 2008-09；17（2）：13-15.
8. Thean HP, Khor SK, Loh PL. Viability of magnetic denture retainers：a 3-year case report. Quintessence Int 2001；32：517-520.
9. Takahashi N, Takada Y, Okuno O. Galvanic corrosion between dental precious alloys and magnetic stainless steels used for dental magnetic attachments. Dent Mater J 2008；27：237-242.
10. Nakamura K, Takada Y, Yoda M, Kimura K, Okuno O. Galvanic corrosion of ferritic stainless steels used for dental magnetic attachments in contact with an iron-platinum magnet. Dent Mater J 2008；27：203-210.
11. Nishida M, Tegawa Y, Kinouchi Y. Evaluation of leakage flux out of a dental magnetic attachment. Conf Proc IEEE Eng Med Biol Soc 2007；2007：3520-3523.
12. Nishida M, Tegawa Y, Kinouchi Y. Comparison and evaluation of leakage flux on various types of dental magnetic attachment. Conf Proc IEEE Eng Med Biol Soc 2008；2008：2813-2816.
13. 奥野 攻. 歯科用磁性アタッチメントの開発. 歯科材料・器械 2007；26（3）：291-300.
14. 宮田英俊, 田中貴信, 石上友彦, 岸本康男, 馬場洋修, 荒井一生, 本蔵義信. 磁性アタッチメントの心臓ペースメーカーへの影響に関する実験的研究. 日本磁気歯科学会雑誌 1993；1：11-17.
15. Iimuro FT. Magnetic reasonance imaging artifacts and the magnetic attachment system. Dent Mater J 1994；13：76-88.
16. Chiu KH, Ou KL, Lee SY, Lin CT, Chang WJ, Chen CC, Huang HM. Static magnetic fields promote osteoblast-like cells differentiation via increasing the membrane rigidity. Annals of Biomedical Engineering 2007；35（11）：1932-1939.
17. 藍 稔, 平沼謙二. 磁性アタッチメントの臨床応用―国際シンポジウム抄録集―. 東京：クインテッセンス出版, 2000.
18. Petropoulos VC, Smith W, Kousvelari E. Comparison of retention and release periods for implant overdenture attachments. Int J Oral Maxillofac Implants 1997；12：176-185.
19. Tokuhisa M, Matsushita Y, Koyano K. In vitro study of a mandibular implant overdenture retained with ball, magnet, or bar attachments：comparison of load transfer and denture stability. Int J Prosthodont 2003；16：128-134.
20. Gonda T, Ikebe K, Ono T, Nokubi T. Effect of magnetic attachment with stress breaker on lateral stress to abutment tooth under overdenture. J Oral Rehabil 2004；31：1001-1006.
21. Maeda Y, Horisaka M, Yagi K. Biomechanical rationale for a single implant-retained mandibular overdenture：an in vitro study. Clin Oral Implants Res 2008；19（3）：271-275.
22. 本蔵義信, 田 蕾, 度会亜紀. 歯科用磁性アタッチメントの吸引力性能の向上. 日本応用磁気学誌 1996；20：693-696.
23. 田 蕾, 度会亜紀, 荒井一生, 本蔵義信. 薄型の歯科用磁性アタッチメントの開発. 日本応用磁気学誌 1999；23：1573-1576.
24. Chopra V, Smith BJ, Preiskel HW, Palmer RM, Curtis R. Breakaway forces of flat and domed surfaced Magfit implant magnet attachments. Eur J Prosthodont Restor Dent 2007；15（1）：7-12.
25. Michelinakis G, Barclay CW, Smith PW. The influence of interimplant distance and attachment type on the retention characteristics of mandibular overdentures on 2 implants：initial retention values. Int J Prosthodont 2006；19：507-512.
26. Doukas D, Michelinakis G, Smith PW, Barclay CW. The influence of interimplant distance and attachment type on the retention characteristics of mandibular overdentures on 2 implants：6-month fatigue retention values. Int J Prosthodont 2008；21：152-154.
27. 石川 晋. 歯科用磁性アタッチメントの力学的研究. 口腔病学会雑誌 1993；60（1）：98-120.
28. Ohashi N, Koizumi H, Ishikawa Y, Furuichi M, Matsumura H, Tanoue N. Relation between attractive force and keeper surface characteristics of iron-neodymium-boron magnetic attachment systems. Dent Mater J 2007；26：393-400.
29. 土田富士夫, 住永優子, 滝新典生, 細井紀雄, 前田祥博. 磁性アタッチメントにおける鋳接法とダイレクトボンディング法. 日本磁気歯科学会雑誌 2005；14：53-60.
30. Suminaga Y, Tsuchida F, Hosoi T, Sugiyama K. Surface Analysis of keepers on Dental Magnetic Attachments：Comparison of Cast-Bonding Technique and Direct-Bonding Technique. Prosthodont Res Pract 2004；3：62-68.
31. Maeda Y, Nakao K, Yagi K, Matsuda S. Composite resin root coping with a keeper for magnetic attachment for replacing the missing coronal portion of a removable partial denture abutment. J Prosthet Dent 2006；96：139-142.
32. Kokubo Y, Fukushima S. Magnetic attachment for esthetic management of an overdenture. J Prosthet Dent 2002；88：354-355.
33. Setz I, Lee SH, Engel E. Retention of prefabricated attachments for implant stabilized overdentures in the edutulous mandible：an in vitro study. J Prosthet Dent 1998；80（3）：323-329.
34. Saygili G, Sahmali S. Retentive forces of two magnetic systems compared with two precision attachments. J Oral Sci 1998；40：61-64.
35. Naert I, Gizani S, Vuylsteke M, Van Steenberghe D. A 5-year prospective randomized clinical trial on the influence of splinted and unsplinted oral implants retaining a mandibular overdenture：prosthetic aspects and patient satisfaction. J Oral Rehabil 1999；26（3）：195-202.
36. van Kampen F, Cune M, van der Bilt A, Bosman F. Retention and postinsertion maintenance of bar-clip, ball and magnet attachments in mandibular implant overdenture treatment：an in vivo comparison after 3 months of function. Clin Oral Implants Res 2003；14：720-726.
37. Huang Y, Tawada Y, Hata Y, Watanabe F. The change in retentive force of magnetic attachment by abrasion. Odontology 2008；96：65-68.
38. Davis DM, Packer ME. The maintenance requirements of mandibular overdentures stabilized by Astra Tech implants using three different attachment mechanisms--balls, magnets, and bars；3-year results. Eur J Prosthodont Restor Dent 2000；8：131-134.
39. Naert I, Gizani S, Vuylsteke M, van Steenberghe D. A 5-year randomized clinical trial on the influence of splinted and unsplinted oral implants in the mandibular overdenture therapy. Part I：Peri-implant outcome. Clin Oral Implants Res 1998；9：170-177.
40. van Kampen FM, van der Bilt A, Cune MS, Bosman F. The influence of various attachment types in mandibular implant-retained overdentures on maximum bite force and EMG. J Dent Res 2002；81：170-173.
41. van Kampen FM, van der Bilt A, Cune MS, Fontijn-Tekamp FA, Bosman F. Masticatory function with implant-supported overdentures. J Dent Res 2004；83：708-711.
42. Burns DR, Unger JW, Elswick RK Jr, Beck DA. Prospective clinical evaluation of mandibular implant overdentures：Part I--Retention, stability, and tissue response. J Prosthet Dent 1995；73（4）：354-363.
43. Cune M, van Kampen F, van der Bilt A, Bosman F. Patient satisfaction and preference with magnet, bar-clip, and ball-socket retained mandibular implant overdentures：a cross-over clinical trial. Int J Prosthodont 2005；18：99-105.

44. Davis DM, Packer ME. Mandibular overdentures stabilized by Astra Tech implants with either ball attachments or magnets : 5-year results. Int J Prosthodont 1999 ; 12 : 222-229.
45. Ellis JS, Burawi G, Walls A, Thomason JM. Patient satisfaction with two designs of implant supported removable overdentures ; ball attachment and magnets. Clin Oral Implants Res. 2009 ; 20 : 1293-1298.
46. 前田芳信, A. Damien Walmsley 編著. 前田芳信 監訳. マグネットを用いたインプラントの臨床. 東京：クインテッセンス出版, 2005 : 127-133.
47. Nishimura RD, Roumanas E, Moy PK, Sugai T, Freymiller EG. Osseointegrated implants and orbital defects : U.C.L.A. experience. J Prosthet Dent 1998 ; 79 : 304-309.
48. Nishimura RD, Roumanas E, Moy PK, Sugai T. Nasal defects and osseointegrated implants : UCLA experience. J Prosthet Dent 1996 ; 76 : 597-602.
49. Nishimura RD, Roumanas E, Sugai T, Moy PK. Auricular prostheses and osseointegrated implants : UCLA experience. J Prosthet Dent 1995 ; 73(6) : 553-558.
50. Gary JJ, Donovan M. Retention designs for bone-anchored facial prostheses. J Prosthet Dent. 1993 ; 70 : 329-332.
51. Arcuri MR, LaVelle WE, Fyler E, Jons R. Prosthetic complications of extraoral implants. J Prosthet Dent 1993 ; 69 : 289-292.
52. Alvi R, McPhail J, Hancock K. Closed-field titanium magnets for the retention of complex craniofacial prostheses. Br J Plast Surg 2002 ; 55 : 668-670.

参考となるテキスト一覧

1．田中貴信．磁性アタッチメント―磁石を利用した新しい補綴治療．東京：医歯薬出版，1992．
2．藍 稔 監修．水谷 紘，石幡伸雄，中村和夫 著．磁性アタッチメントを用いた部分床義歯．東京：クインテッセンス出版，1994．
3．藍 稔，平沼謙二．磁性アタッチメントの臨床応用―国際シンポジウム抄録集―．東京：クインテッセンス出版，2000．
4．前田芳信，A. Damien Walmsley 編著．前田芳信 監訳．マグネットを用いたインプラントの臨床．東京：クインテッセンス出版，2005．
5．水谷 紘，中尾勝彦．マグネットデンチャーの臨床術式．東京：クインテッセンス出版，2006．

索引

あ
アタッチメントの選択　8
アンチモンソン　17
アンチモンソンカーブ　21
アンチモンソンの状態　21

い
維持　6
維持力　6

え
MRI　44

お
大きさ（アタッチメントの寸法）　9

か
回転軸　15
ガイドプレーン　41
顎間距離　30
カスタムアバットメント　34
間接維持装置　19

き
義歯床　19

こ
剛性　20
コンポジットレジン　24

し
支持　6
ジョイントタイプ　15

す
3DS　67

せ
セトリング　46
セルフアジャスティングタイプ　32

そ
側方力　11

て
デュアルキュアータイプ　29
テレスコープアタッチメント　14

と
トルクレンチ　62

は
バーアタッチメント　14
把持　6

ふ
複数のキーパー　42
腐食　61
ブレーシング効果　56
プレロード　63

ほ
ポスト付きのキーパー　24

め
メタルプライマー　28

ゆ
ユニットタイプ　14

よ
ヨーク　23

り
リライン　68
リリーフ　56
リンガライズドオクルージョン　17

る
ルートキーパー　26

[著者略歴]

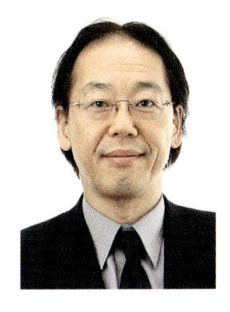

前田芳信 （まえだ　よしのぶ）

1977年　大阪大学歯学部卒業
1981年　大阪大学大学院歯学研究科修了
1984年　大阪大学歯学部歯科補綴学第二講座講師
1992年　大阪大学歯学部歯科補綴学第二講座助教授
1997年　大阪大学歯学部附属病院総合診療部教授
2006年　大阪大学歯学部附属技工士学校長（併任）
2007年　大阪大学大学院歯学研究科顎口腔機能再建学講座歯科補綴学第二教室教授

　著書に『臨床に生かすオーバーデンチャー　―インプラント・天然歯支台のすべて―』,『マグネットを用いたインプラントの臨床』,『マウスガードだけじゃない！　成形器利用マニュアル』(いずれもクインテッセンス出版)などがある．

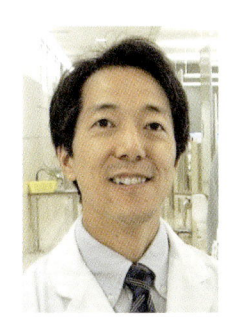

権田知也　（ごんだ　ともや）

1995年　大阪大学歯学部卒業
1999年　大阪大学大学院歯学研究科修了
2008年　Visiting Assistant Professor, The University of British Columbia
2009年　大阪大学歯学部附属病院咀嚼補綴科講師

　著書に「現在，そしてこれからの補綴を考える　第1部　補綴装置別：これからの補綴はどう変わっていくか？　②部分床義歯編」(QDT 2009；34（4）：26‐31)などがある．

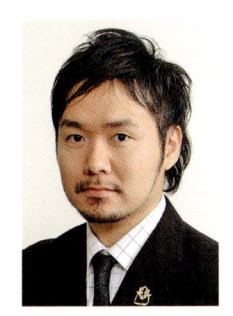

松田信介　（まつだ　しんすけ）

1998年　行岡医学技術専門学校歯科技工科卒業
2002年　大阪大学歯学部附属病院歯科技工研修修了
2003年　ドイツ・ERKODENT社公認インストラクター
2004年　大阪大学歯学部附属病院口腔総合診療部技工部門インストラクター
2005年　Matsuda Oral Appliance 設立

　著書に『マウスガードだけじゃない！　成形器利用マニュアル』(クインテッセンス出版),『いびき・睡眠時無呼吸防止装置　サイレンサー製作マニュアル』(永末書店)などがある．

磁性アタッチメントの Dos！& Dont's！
―最大効果を引き出す理論とテクニック―

2010年6月10日　第1版第1刷発行

著　者　前田　芳信／権田　知也／松田　信介

発行人　佐々木　一高

発行所　クインテッセンス出版株式会社
　　　　東京都文京区本郷3丁目2番6号　〒113-0033
　　　　クイントハウスビル　電話 (03)5842-2270(代表)
　　　　　　　　　　　　　　　　(03)5842-2272(営業部)
　　　　　　　　　　　　　　　　(03)5842-2279(書籍編集部)
　　　　web page address　http://www.quint-j.co.jp/

印刷・製本　サン美術印刷株式会社

©2010　クインテッセンス出版株式会社　　禁無断転載・複写
Printed in Japan　　　　　　　落丁本・乱丁本はお取り替えします
　　　　　　　　　　　　　　ISBN978-4-7812-0137-5　C3047

定価は表紙に表示してあります